내 몸 내가 지키는 특급 비책
나는 몸신이다
하 루 5 분 생 활 건 강 법

나는 몸신이다
하루 5분 생활건강법

1판 1쇄 발행 2016년 5월 20일 | 1판 6쇄 발행 2024년 2월 26일

지은이 채널A 〈나는 몸신이다〉 제작팀

펴낸곳 동아일보사 | **등록** 1968.11.9(1-75) | **주소** 서울시 서대문구 충정로 29(03737)
문의 02-361-1080 | **팩스** 02-361-0979
인쇄 중앙문화인쇄사

저작권 ⓒ 2016 채널A 〈나는 몸신이다〉 제작팀
편집저작권 ⓒ 2016 동아일보사

이 책은 저작권법에 의해 보호받는 저작물입니다.
저자와 동아일보사의 서면 허락 없이 내용의 일부를 인용하거나 발췌하는 것을 금합니다.
제본, 인쇄가 잘못되거나 파손된 책은 구입하신 곳에서 교환해드립니다.

ISBN 979-11-87194-10-1 13510 | 값 16,000원

이 도서의 국립중앙도서관 출판예정도서목록(CIP)은 서지정보유통지원시스템
홈페이지(http://seoji.nl.go.kr)와 국가자료공동목록시스템(http://www.nl.go.kr/kolisnet)에서
이용하실 수 있습니다.(CIP제어번호: CIP2016011618)

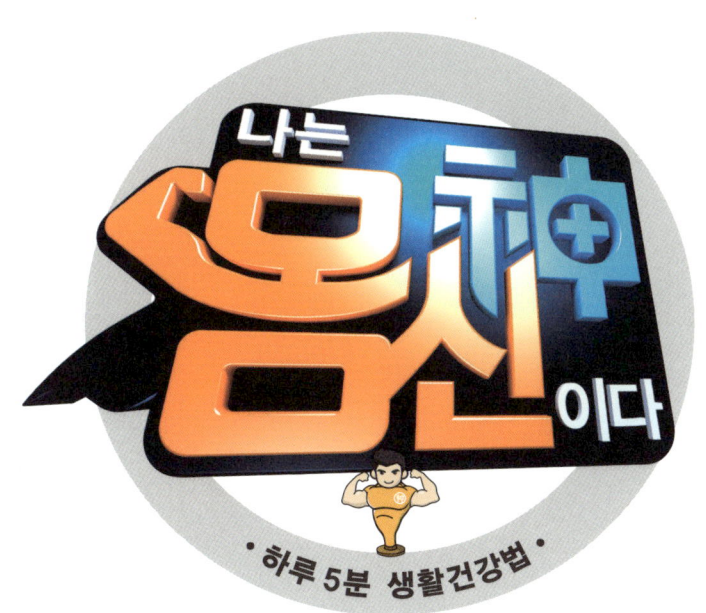

• 하루 5분 생활건강법 •

채널A 〈나는 몸신이다〉 제작팀 지음

동아일보사

책을 펴내며
몸신의 셀프 건강법으로
여러분도 몸신 되세요

발 바닥을 숟가락으로 문지르면 어깨 통증이 사라지고, 게걸음을 걸으면 고관절 통증이 완화된다. 눈 근육 마사지로 절대 불가능하다고 생각된 시력 회복도 가능하며, 테이프 하나만 코에 붙였을 뿐인데 침대가 무너질 새라 드르렁 대던 코골이도 잠잠해진다
녹화 전엔 '정말 가능해요?'라고 반신반의하던 시청자 체험단도, '그렇게 간단한 동작으론 힘들텐데…'라고 말하던 주치의 선생님도 스튜디오 현장에서 직접 몸신의 건강법을 확인한 후엔 나직이 한 말씀 하신다.
'신기하네…'

아이러니하게도 〈나는 몸신이다〉를 제작하는 제작진 상당수는 몸신이 아닌 '몸꽝' 환자다.
가볍게는 허리, 무릎, 골반 통증부터 비교적 심각한 만성 질환까지, 가지고 있는 질병도 가지각색이다. 한마디로 몸신 검증에 최적화된 집단이라고 할 수 있다. 전국 팔도 몸신의 건강법은 제작진조차도 의심이 들 정도로 신기한

것들이 많다. 직접 경험하지 않고선 좀처럼 믿음이 가지 않을 정도다. 어떤 날은 골반 틀어진 작가가, 어떤 날은 코골이 심한 피디가 직접 자신의 몸을 실험 도구 삼아 몸신의 건강법을 체험하고 스스로 확신이 서야만 비로소 일이 시작된다.

이렇게 직접 제 몸까지 바쳐가면서 검증에 나서는 이유는 간단하다.
매번 〈나는 몸신이다〉 방송에서 소개하는 '여러분도 따라 하시고 몸신 되세요'라는 멘트 때문이다. 이 얼마나 무서운 말인가. '따라 했더니 아무 효과가 없더라'라는 말을 들을 순 없다.
무늬만 몸신이 아닌 건강에 정말 도움이 되는 진짜 몸신의 건강법을 찾기 위해선 제작진의 확신이 있어야만 가능한 일이다. 마치 파는 물건이 좋아야 신바람 나서 '~사세요' 외치는 상인 같다고나 할까.

자신 있어 하는 제작진의 마음을 알아주는 것인지, 방송 후 몸신 건강법에 대한 반응은 정말 뜨겁다. 인터넷엔 방송이 끝나기 무섭게 매회 몸신의 건강법을 친절하게 정리해 알려주는 열혈 팬들이 있는가 하면, 매일 냉장고에 붙여두고 따라 한 몸신의 건강법으로 피부가 좋아졌다, 통증이 사라졌다며 감사 전화를 해주기도 한다. 변비 때문에 고생했는데 숟가락으로 발바닥을 박박 긁었더니 정말 신호가 왔다며 신기해 글을 올린 시청자도 있다.
정보 검색이 어려운 어르신들은 방송이 시작되길 기다렸다가 스마트폰으로 본 방송을 촬영해 따라 하신다고 한다. 그럴 때면 몸 바쳐 얻은 시청자들의 신뢰가 피부로 느껴져 그저 감사할 따름이다.

몸신의 건강법은 큰 돈 들이지 않고 누구나 쉽게 따라 할 수 있는 셀프 건강법이다. 몸신이 아니어도 시청자 스스로 내 건강을 지킬 수 있는 건강법을 알려주는 것에 초점을 맞춘 것이다. 때문에 〈나는 몸신이다〉에 출연하는 몸신들은 수년에 걸쳐 스스로 터득한 건강법을 아무런 대가 없이 시청자들에게 공개하고 나눠준다. 오로지 나 혼자 알기 아깝다는 생각 하나로 〈나는 몸신이다〉의 문을 두드려 건강법을 공유하는 것이다. 몸신 스스로 건강이 그 무엇보다 소중하다는 것을 잘 알기에 가능한 일이다. 귀하게 얻은 몸신의 건강법을 방송으로만 소개하는 것이 안타까워 책으로 엮어 소개한다. 책에 실은 내용은 모두 일상생활에서 간단한 방법만으로 스스로의 건강을 챙길 수 있는 건강법들이다. 몸신 가족들이 경험하고, 전문가들이 인정한 몸신의 건강법을 여러분께 소개하며 감히 이렇게 말씀드린다. '여러분도 따라 하시고 몸신 되세요~'

〈나는 몸신이다〉 제작팀 일동

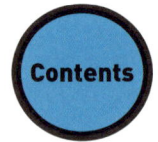

책을 펴내며 몸신의 셀프 건강법으로 여러분도 몸신 되세요 ······················· 004

● 몸신 건강법 1
나잇살 빼는 3분 비닐장갑 불기

나잇살은 살이 아니라 병이다 ··· 022
초간단 3분 나잇살 제거 운동 ··· 026
ACTION 1 뱃살 빼는 3분 비닐장갑 불기 ·· 027
ACTION 2 팔뚝살 빼는 1분 스트레칭 ··· 032
ACTION 3 허벅지살 빼는 1분 스트레칭 ··· 036
몸신 주치의의 PLUS TIP 나잇살 빼는 호르몬 음식 ······························· 039

● 몸신 건강법 2
틀어진 골반 잡는 5분 스피드 골반 교정

같은 나이인데 나만 늙어 보인다? 문제는 골반! ··································· 044
5분 스피드 골반 교정 운동 ·· 053
ACTION 1 골반 뒤쪽 근육 잡기 ·· 054
ACTION 2 골반 옆쪽 근육 잡기 ·· 055
ACTION 3 골반 안쪽 근육 잡기 ·· 057
ACTION 4 골반 엉치 근육 잡기 ·· 059

● 몸신 건강법 3
부부 금슬 좋아지는 성 건강 프로젝트

우리 사회 성 건강지수는 위험단계 ··· 064
'만병의 예방 백신' 성 건강 강화운동 ·· 071
  ACTION 1 허리 근력 키워주는 5분 어금니 양치질 ······························ 072
  ACTION 2 허벅지 근력 키워주는 골반 튕기기 ··································· 076
  몸신 주치의의 PLUS TIP 부부관계 아찔하게 만드는 행동 BEST ············ 081

● 몸신 건강법 4
'내 몸의 엑스레이' 발 건강 진단법

몸의 이상 신호, 발만 봐도 알 수 있다! ·· 084
  ACTION   무너진 아치 살리는 발 마사지 ·· 090
발 건강 지키는 박박 숟가락 건강법 ·· 092
  ACTION 1 허리 유연성은 높이고 통증은 완화하는 박박 숟가락 건강법 ······ 093
  ACTION 2 각 부위 통증 잡는 박박 숟가락 건강법 ································ 098
  ACTION 3 묵은 변비 속 시원히 해결하는 박박 숟가락 건강법 ··················· 100
  ACTION 4 퉁퉁 붓는 부기 빼는 박박 숟가락 건강법 ····························· 102

● 몸신 건강법 5
시력도 좋아질 수 있다! 눈 회춘 프로젝트

눈이 젊어야 뇌도 젊어진다 ··· 106
나빠지는 시력 회춘시키는 엄지 눈 근육 마사지 ································ 116
  ACTION   엄지 눈 근육 마사지 ··· 117

● 몸신 건강법 6

10년 젊어지는 동안 세정법 1탄!
세정과 보습을 한 번에, 밀가루 세안법 & 탈모예방 샴푸법

동안 피부 위협하는 계면활성제 126
계면활성제만 버려도 피부나이 10년은 젊어진다 128
STEP 1 밀가루 세정제 만들기 129
STEP 2 밀가루 세정제로 세안하기 130
STEP 3 밀가루 세정제로 샴푸하기 132
`몸신의 PLUS TIP` 동안 피부 만드는 곡물 꿀팩 135

10년 젊어지는 동안 세정법 2탄!
모공 속 깊숙한 피지까지 잡는 구름팩 세안법

피지를 잡아야 동안 피부가 보인다 138
울퉁불퉁 오렌지 피부에서 매끈한 달걀 피부로 바꿔주는 구름팩 세안법 141
STEP 1 15분 만에 피지 없애는 구름팩 세정제 만들기 142
STEP 2 구름팩 세정제로 세안하기 144
`몸신의 PLUS TIP` 맑은 피부 톤 만드는 순환차 147
`몸신 주치의 PLUS TIP` 피지 줄이는 생활습관 & 음식 148

● 몸신 건강법 7

고관절 통증 개선하는 5분 게걸음 운동법

목숨마저 위협하는 고관절질환 152
고관절질환 예방하는 운동 160
ACTION 고관절 통증을 완화하는 5분 게걸음 운동법 161
`몸신 주치의 PLUS TIP` 일상생활에서 고관절 단련하는 다리운동법 165

● 몸신 건강법 8

공 하나로 관절 통증 잡는다! 만능볼 건강법

삶의 질 떨어뜨리는 지긋지긋한 관절 통증 ················ 170
허리, 무릎, 어깨 통증 잡는 만능볼 운동 ················ 176
ACTION 1 무릎 통증을 완화하는 만능볼 운동 ················ 177
ACTION 2 허리 통증을 완화하는 만능볼 운동 ················ 184
ACTION 3 어깨 통증을 완화하는 만능볼 운동 ················ 190
`몸신의 PLUS TIP` 그밖에 통증을 완화하는 만능볼 운동 ················ 196
`몸신 주치의 PLUS TIP` 관절 통증 줄이는 생활습관 & 음식 ················ 196

● 몸신 건강법 9

배를 보면 건강이 보인다! 복부 건강법

우리 몸의 건강지도, 복부 ················ 200
차가운 기운과 뜨거운 기운의 순환을 돕는 복부 건강법 ················ 205
ACTION 1 복식호흡 ················ 205
ACTION 2 배꼽호흡 마사지 ················ 207

● 몸신 건강법 10

수면장애의 주요인 코골이 잡는 테이핑 요법

수면의 질을 떨어뜨리는 코골이 ················ 214
간단하고 효과적인 코골이 해결법 ················ 218
ACTION 1 막힌 코를 뚫어주는 코 세척법 ················ 218
ACTION 2 정상적인 코 호흡을 유도하는 테이핑 요법 ················ 220
`몸신 주치의 PLUS TIP` 코골이 완화에 도움 되는 혀뿌리 운동 ················ 223
`몸신 주치의 PLUS TIP` 코골이 완화에 도움 되는 베개 만드는 법 ················ 224

몸신 가족을 소개합니다

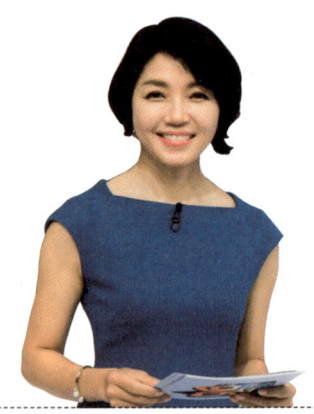

정은아 / MC

안정감 있고 신뢰감 높은 진행으로 〈나는 몸신이다〉를 초창기부터 이끌어오고 있다. 10년간 KBS TV의 〈비타민〉을 진행한 데 이어 〈몸신〉를 맡음으로써 '건강 전문 MC'로 자리매김한 그녀는 등산과 웨이트 트레이닝으로 평소에도 열심히 건강관리를 하고 있다. 2010년 보건복지부 건강홍보대사로 임명돼 활동하는 등 〈몸신〉에 꼭 맞는 건강전도사이기도 하다.

엄앵란 / 영화배우

팔순을 넘어서도 왕성한 방송활동으로 건강한 노년의 모범으로 꼽히는 몸신 가족. 꾸준한 관리로 젊은 시절 못지않은 건강을 유지해 오다가 2016년 〈몸신〉 신년특집에서 유방암이 발견돼 오른쪽 가슴을 절제하는 수술을 받았다. 채널A를 통해 투병과정을 공개하기도 한 엄앵란은 〈몸신〉 덕분에 일찍 발견할 수 있었다며 더욱 활력 넘치는 모습으로 돌아왔다.

이용식 / 코미디언

과거 고혈압과 심근경색으로 쓰러져 큰 위기를 겪은 데다 비만 체형이어서 건강상태가 가장 우려되었으나 몸신 가족으로 참여해 각종 검진 결과 다행히 혈압도, 심장건강 상태

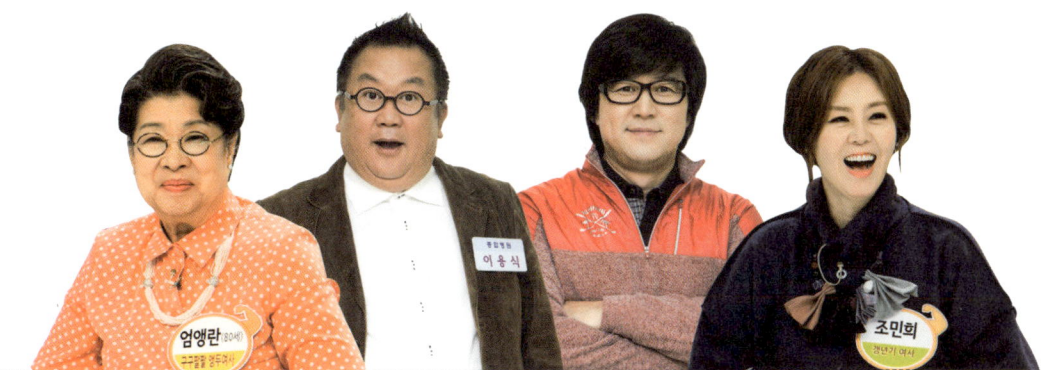

도 잘 유지되고 있는 것으로 밝혀졌다. 〈몸신〉에 출연하면서 건강에 더욱 경각심을 갖게 돼 100kg이 넘던 체중을 감량하고 뱃살을 줄이는 등 꾸준히 노력하는 모습을 보여주고 있다.

변우민 / 탤런트

중장년 남성들이 궁금해 할 만한 건강고민을 잘 대변해주고 있는 변우민은 늦은 나이에 얻은 딸을 키우는 아빠답게 아이들 건강 문제에도 관심이 많다. 평소 건강관리에 많은 신경을 쓰고 있으나 골프를 즐기는 탓에 골반이 뒤틀리고 목 디스크 위험도 있다는 사실을 〈몸신〉을 통해 확인하고는 가장의 책임감으로 틀어진 척추를 바로잡는 운동을 실천하고 있다.

조민희 / 탤런트

젊음을 오래 유지하고 싶은 중년 여성들을 대표해 갱년기 증상 예방법부터 피부관리, 몸매관리 요령 등을 꼼꼼하게 묻고 체크하는 몸신 가족이다. 〈몸신〉에서 진행한 대장 내시경 검사 결과 대장암 위험이 높은 것으로 밝혀져 몹시 당황하는 모습을 보였으나 생활습관 교정과 정기검진을 통해 예방이 가능한 단계라는 주치의 설명에 가슴을 쓸어내리기도.

몸신 가족을 소개합니다

오한진 / 가정의학 전문의

어떤 주제를 다뤄도 시청자가 꼭 알아야 할 건강 상식을 콕콕 짚어 쉽게 설명해주는 '국민 주치의'. 대한갱년기학회 회장, 대한비만건강학회 회장, 대한골다공증학회 홍보위원 등으로 활동하는 갱년기와 노년기 건강 분야의 손꼽히는 권위자로 몸신 주치의와 몸신 가족들 사이에서 보충설명과 보충질문을 곁들이며 가교 역할을 톡톡히 해주고 있다.

임경숙 / 임상영양학 교수

특정질환 예방부터 각종 신체증상 완화에 이르기까지 건강을 지키는 데 필요한 식습관 관리 요령을 알려주고 있다. 대한영양사협회 회장이기도 한 임 교수(수원대)는 같은 식품이라도 더욱 건강하게 먹는 법, 각종 식품의 영양소 정보와 몸에 미치는 영향 등을 해박한 지식을 바탕으로 알기 쉽게 설명함으로써 식습관의 중요성을 일깨워 준다.

한진우 / 한의사

〈몸신〉에서 다루는 건강정보를 한의학적인 관점에서 꼼꼼하게 검증하고 실천 가능한 한의학 건강상식을 일러주고 있다. 대한한의사협회 홍보이사 및 중앙대의원으로 활동하는 등 한의학의 위상을 높이는 데 기여하고 있는 몸신 가족답게 서양의학과 한의학 사이에서 중심을 잡아주는 역할을 해주고 있다.

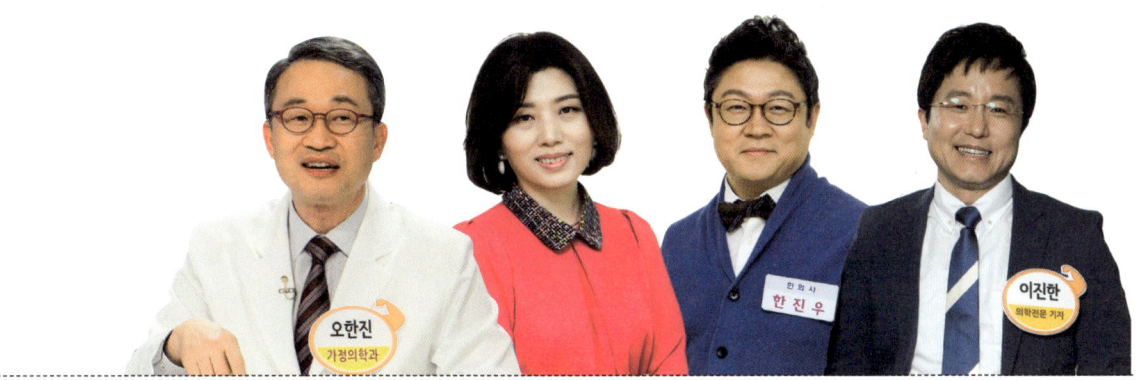

이진한 / 의사 · 의학전문기자

서울대 의대를 졸업한 후 동아일보에 몸담고 있는 몸신 가족이다. 전문성을 높이기 위해 차의과학대학교 대학원에서 통합의학과 박사과정을 수료하고 서울대 의대 겸임교수로도 재직하고 있는 이 기자는 국내외 최신 의학정보를 〈몸신〉을 통해 소개하는 등 의학 트렌드에 발맞춘 프로그램 제작을 가능케 한 일등 공신이다.

몸신 주치의를 소개합니다

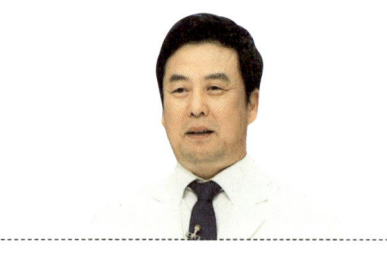

김호선 / 한의사

한방 전문의 최초로 코골이, 수면무호흡증에 관한 논문을 발표하는 등 비수술 한방 코골이 치료에 앞장서고 있다. 한방수면연구회 회장으로도 활동중이다.

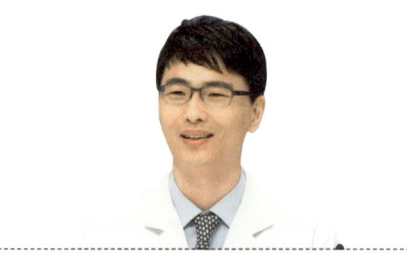

김진수 / 족부족관절정형외과 전문의

족부족관절 질환과 발목 불안정성 연구 분야의 전문의. 풍부한 임상경험을 바탕으로 대한농구협회 의무이사, 평창 동계 올림픽 의무전문위원을 지내고 있다.

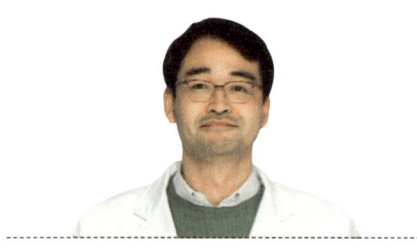

박성욱 / 한방내과 전문의

신체의 원활한 기 순환을 돕는 복식호흡법을 소개하면서 배를 따뜻하게 유지하는 것이 전신건강의 기본임을 강조한다. 경희대 한의학과대학 부교수로 재직 중이다.

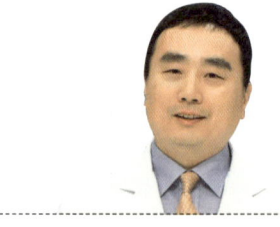

신홍범 / 신경정신과 전문의

불면증, 기면증, 코골이, 수면무호흡증 등 다양한 수면장애를 연구해온 수면의학 전문의로 코골이를 해결하는 간단하고 효과적인 대처법을 일러준다.

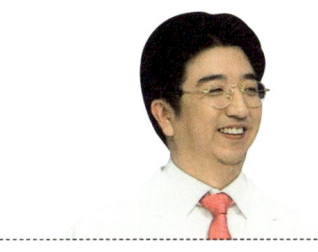

유재욱 / 재활의학과 전문의

이승엽 선수 등 유명 프로야구 선수와 국가대표 프로농구 선수들의 재활치료를 담당하는 전문의로 대한스포츠의학회, 대한신경근골격초음파학회 회원이기도 하다.

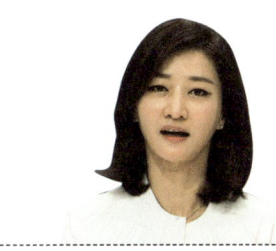

안지현 / 가정의학과 전문의

안 원장은 둘째아이 출산 후 73kg까지 불어난 몸무게를 호르몬 보충 식이요법으로 6개월 만에 20kg이나 감량해 몸짱 주치의로 불리고 있다.

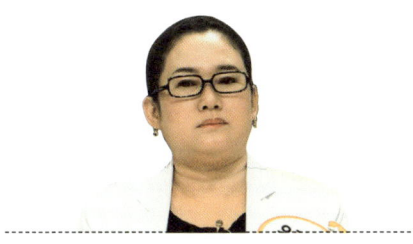

윤하나 / 국내 1호 여성 비뇨기과 전문의

성 건강은 행복한 삶을 위한 필수조건이자 그 자체로 전신건강을 가늠할 수 있는 중요한 기준임을 강조한다. 이화여대 의대 교수, 대한성학회 상임이사를 지내고 있다.

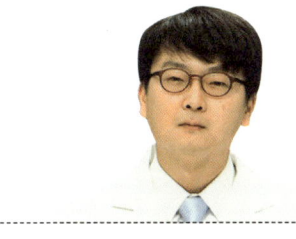

조우람 / 정형외과 전문의

고관절질환 전문의로 대한정형외과학회, 대한고관절학회, 대한골절학회 등의 정회원으로 미국 고관절 슬관절 학회 국제회원으로도 활동하고 있다.

몸신 주치의를 소개합니다

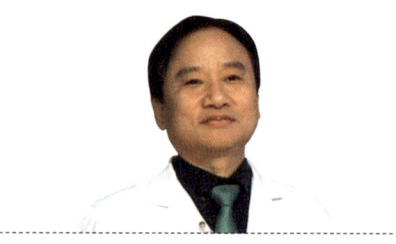

조태환 / 정형외과 전문의 · 한의학 박사

틀어진 골반을 바로잡는 스트레칭 운동법으로 중년의 노화체형에서 벗어날 비결을 소개한다. 장덕한방병원 진료원장, 대한의사·한의사복수의사면허협회 부회장을 맡고 있다.

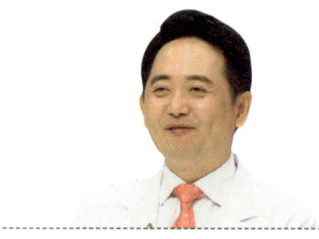

최철명 / 안과 전문의

눈 건강 상태만 잘 관찰해도 전신질환을 감지할 수 있다고 강조하는 최 원장은 연세대학교 의대 안과학교실 외래교수 및 대한안과의사회 학술이사를 역임했다.

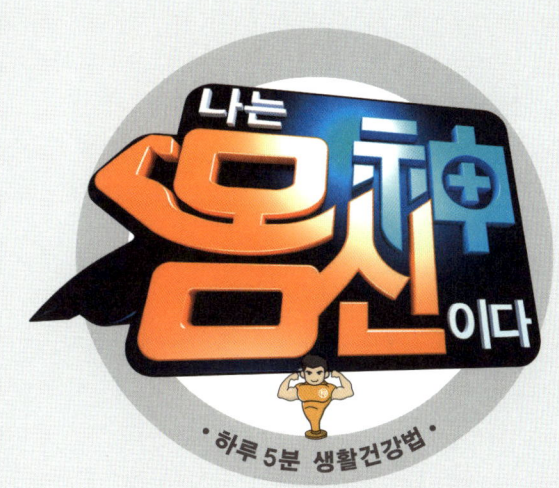

몸 신 건 강 법 1

나잇살 빼는
3분 비닐장갑 불기

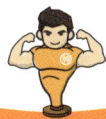

나잇살은 살이 아니라 병이다

한 살 한 살 나이 먹는 것도 서러운데 하루가 다르게 체형이 달라진다. 많이 먹지도 않는데 이상하게 뱃살은 불룩 나오고, 팔뚝 살은 축축 늘어진다. 젊을 땐 며칠만 굶어도 금세 빠지던 살이 언젠가부터 무슨 짓을 해도 소용이 없다. 이쯤 되면 그냥 '이 살들을 내 인생의 반려자로 삼아야 하나' 하며 체념하게 된다. 그렇다. 바로 지긋지긋한 나잇살 이야기다.

일명 '아줌마 체형', '부장님 뱃살'이라는 별명까지 붙은 중년 체형의 상징, 나잇살은 몇 가지 특징을 갖는다. 첫째, 젊어서 찌는 살은 많이 먹기 때문이지만, 나잇살은 조금만 먹어도 찐다. 물만 먹어도 살이 찐다는 말은 적어도 중년의 나잇살엔 참말이다. 둘째, 한 번 찐 나잇살은 굶어도, 운동을 해도 잘 빠지지 않는다. 오히려 무작정 굶고 과도한 운동을 하면 요요현상과 호르몬 불균형으로 인한 나잇살 폭탄을 맞게 된다. 셋째, 나잇살은 단순한 살이 아니라 병이다. 중년의 나잇살은 주로 복부 주위에 생겨 4대 성인병(고혈압, 당뇨, 고지혈증, 심혈관질환)의 주범이자, 각종 염증 질환을 유발하는 원인이 된다. 그렇다면 대체 나잇살이 뭐기에 이런 특징을 가지고 있는 것일까.

물만 먹어도 찌는 나잇살! 원인부터 다르다

나이 들면서 생기는 나잇살은 젊을 때 찌는 살과 원인부터 확연히 다르다. 20대 젊은 층이 살이 찌는 것은 과도한 열량섭취가 원인인 반면, 중년의 나잇살은 먹는 양보다 기초대사량과 지방분해 능력이 떨어지는 게 가장 큰 원인이다. 기초대사량은 생명유지를 위해 꼭 필요로 하는 열량으로, 쉽게 말해 움직이지 않아도 필수적으로 사용되는 에너지를 말한다. 즉 심장이 뛰고, 위가 움직이고, 호흡하는 데 쓰이는 가장 기초적인 에너지다. 그런데 이 기초대사량은 남녀불문하고 30세를 넘어가기 시작하면 해마다 1%씩 줄어든다. 소비되는 기본 에너지양이 줄어들기 때문에 같은 양의 밥을 먹어도 젊을 때와 달리 살이 쉽게 찔 수밖에 없다. 또한 지방을 분해하는 공장인 미토콘드리아 기능도 떨어진다. 이 때문에 같은 양의 밥을 먹어도 젊을 때와 달리 소비되는 기본 에너지의 양이 줄어들고, 운동을 해도 에너지 형성하는 효율이 떨어지니 살이 쉽게 찔 수밖에 없다.

나잇살의 주범, 3대 호르몬

나잇살의 두 번째 원인은 바로 호르몬이다. 지방을 분해하는 데 도움을 주는 호르몬이 부족해 살이 찌는 것이다. 호르몬의 원료인 단백질 ,비타민 ,미네랄을 충분히 먹어주어야 한다. 그렇다면 대체 어떤 호르몬이 내 몸의 나잇살을 만드는 것일까? 나잇살을 만드는 주범인 3대 호르몬을 소개한다.

여성호르몬 여성성을 유지시켜주는 여성호르몬 에스트로겐은 내장 지방분해를 돕는 호르몬으로 폐경기 여성은 이 호르몬이 저하되면서 복부비만이 되기 쉽다.

성장호르몬 성장기 아이들에게 꼭 필요하다고 알려진 성장호르몬은 지방을 분해한다. 특히 지방을 말초로 분배하는 역할을 하는데 부족하면 배만 볼록한 복부 비만이 심해진다. 또 근육을 만드는 역할을 하는데 근육 양이 감소하면 기초대사량이 적어져 쉽게 피곤하고 무기력해지며 살이 찌게 된다. 성장이 끝나는 20대부터 매년 14.4%씩 감소하는데, 이 때문에 나이가 들면 근육 양이 현저하게 줄어들어 다리는 가늘어지고 지방은 많아져 뱃살이 두둑하게 나잇살이 쌓인다.

갑상선호르몬 우리 몸의 체온을 조절하고 신진대사를 주관하는 호르몬으로, 나이가 들면 갑상선 기능이 저하된다. 이로 인해 혈액순환이나 대사 능력이 떨어지면서 나잇살이 생기기 쉽다.

20대 vs 50대! 엄마의 나잇살이 더 위험한 이유는?

나잇살은 찌는 원인만큼이나 찌는 부위도 다르다. 20대에 살이 찌면 온 몸에 골고루 살이 찌는 반면, 나잇살은 주로 복부 주변에 집중적으로 살이 찐다. 몸무게가 같아도 엄마의 나잇살이 딸의 살보다 위험한 이유는 나잇살은 피하지방이 아닌 내장지방의 형태로 쌓이기 때문이다.

내장지방은 복부 장기에 쌓이는 지방으로, 피하지방보다 쉽게 혈액으로 유입된다. 때문에 복부에서 나온 지방이 혈액을 타고 온몸으로 돌다가 심장혈관이나 뇌혈관에 쌓여 혈관을 막으면 뇌졸중, 심혈관질환 등을 유발하고 고지혈증, 고혈압, 당뇨병 등 성인병의 발병위험을 높인다. 실제 복부에 주로 쌓이는 나잇살은 중년 건강을 위협하는 최대 적으로 인식된다. 대한비만학회는 2만7000명의 중년남성과 3만 명의 중년여성을 추적 조사한 결과 허리둘레가 10% 늘어날 때마다 사망위험이 1.5배 높아진다고 발표했다.

지방의 형태도 다르고, 건강에도 치명적인 나잇살! 그렇다면 도대체 어떻게 빼야 할까.

20대 vs 50대 체형 및 복부 CT 비교

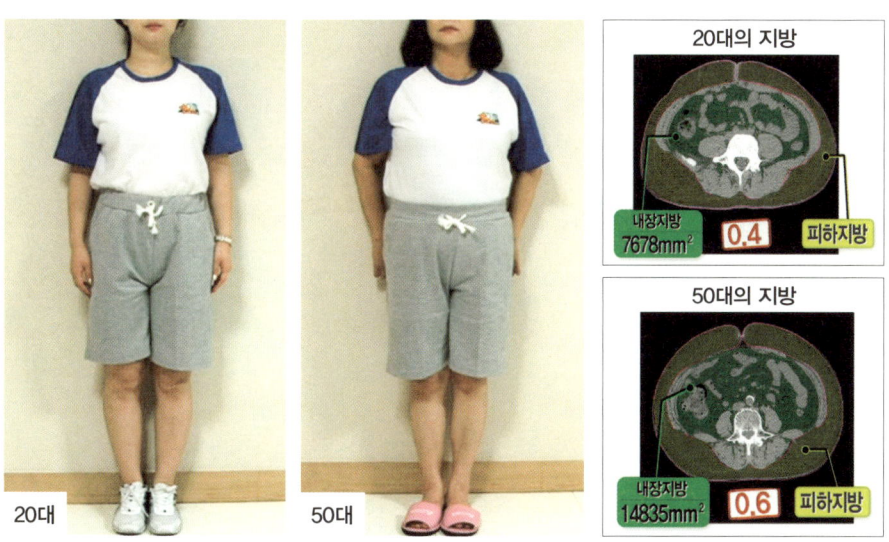

160cm/62kg의 김태희 씨(가명·27세)와 160cm/63.5kg의 강영자 주부(58세)는 키와 몸무게가 비슷하지만 체형은 확연히 다르다. 20대 김태희 씨는 전신에 골고루 살이 찐 반면, 50대 강영자 주부는 복부에 주로 살이 쪘다. 내장지방을 측정하는 복부 CT 촬영 결과 내장지방 비율이 38.4%로 20대보다 2배나 높다. 같은 체중이지만 건강에 치명적인 내장지방이 훨씬 많은 것이다.

초간단 3분
나잇살 제거 운동

나잇살은 굶는 것으론 뺄 수 없다. 앞서 말한 대로 호르몬과 기초대사량이 부족해서 찌는 살이므로 적게 먹는다고 해결되는 것이 아니다. 그렇다고 운동을 하자니 나이 들어 약해진 무릎관절에 오히려 해가 될까 걱정스럽다. 걷기 열풍이 일면서 과격한 걷기 운동으로 발바닥 통증을 호소하는 중년 여성들이 늘고 등산 열풍으로 무릎관절이 상해 정형외과를 찾는 중년 남성들이 많다는 사실을 잊지 말자. 나잇살은 빼는 방법도 달라야 한다. 누구나 쉽게 따라 할 수 있는 나잇살 빼기에 최적화된 초간단 3분 운동을 소개한다. 나잇살의 3대 고민인 뱃살, 허벅지살, 팔뚝살을 잡아보자.

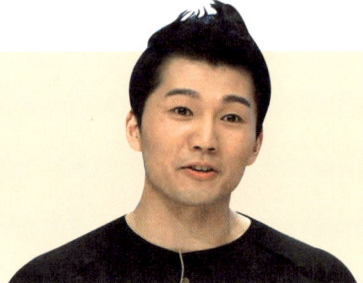

몸신 구자곤 국내 보디디자이너 1호
국내 유명 배우들의 퍼스널 트레이너로, 과도한 운동으로 인한 부상을 막고 집에서도 손쉽게 따라 할 수 있는 3분 안에 나잇살 줄이는 운동법으로 화제가 되었다.

ACTION 1   뱃살 빼는 3분 비닐장갑 불기

준비물: 주방에서 흔히 사용하는 비닐장갑과 이쑤시개

1. 비닐장갑 가운뎃손가락 끝 부분에 이쑤시개로 구멍을 뚫어준다.

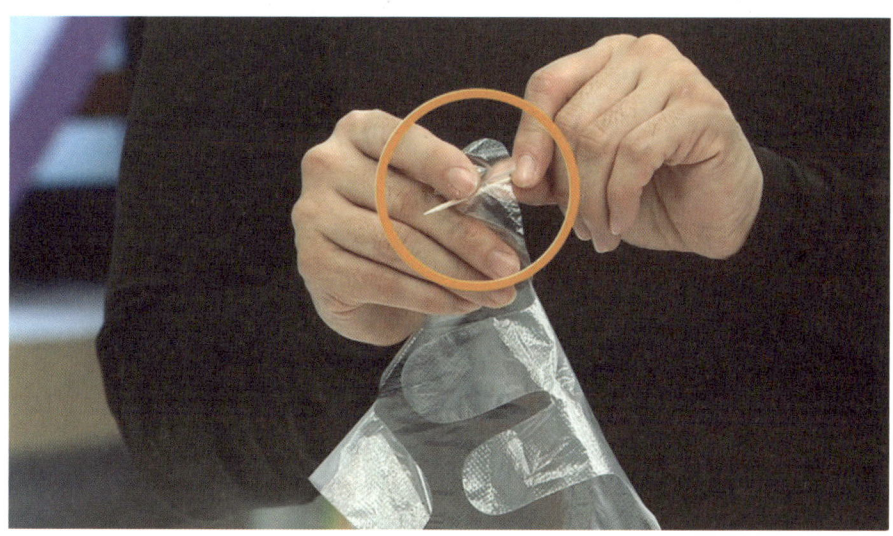

2. 비닐장갑의 손목 부분을 바깥쪽으로 말아 쥔다.

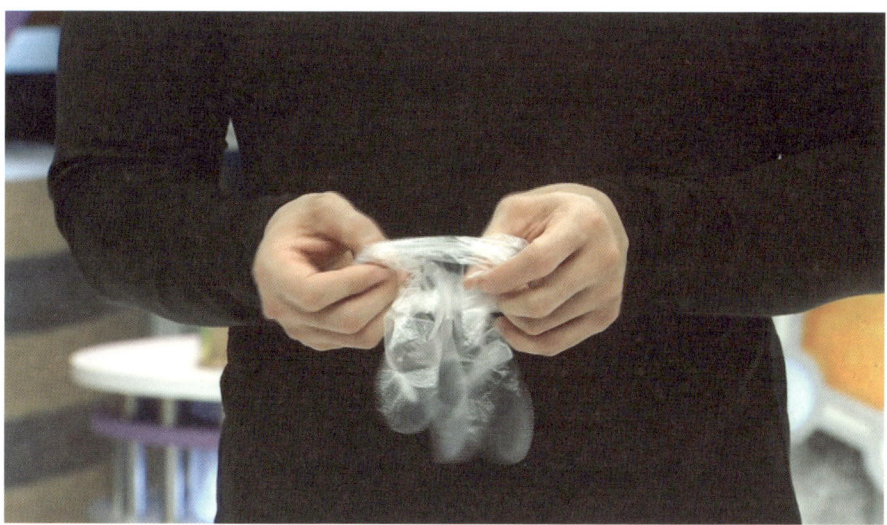

나잇살 빼는 3분 비닐장갑 불기 **27**

3. 바람이 밖으로 새지 않도록 비닐장갑을 입에 대고 3분간 힘껏 불어준다.

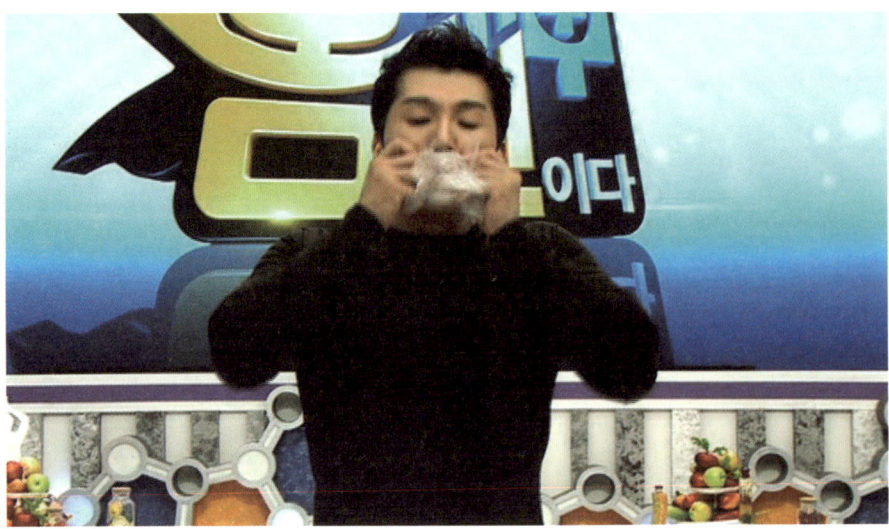

4. 이때 숨을 크게 들이마신 후 마지막 숨까지 길게 내뱉는 것이 중요하다.
배가 불룩하게 나왔다가 홀쭉하게 들어가도록 숨을 깊이 들이쉬고 길게 내뱉는 동작을 반복하면 복식호흡이 가능해지면서 뱃살이 줄어든다.

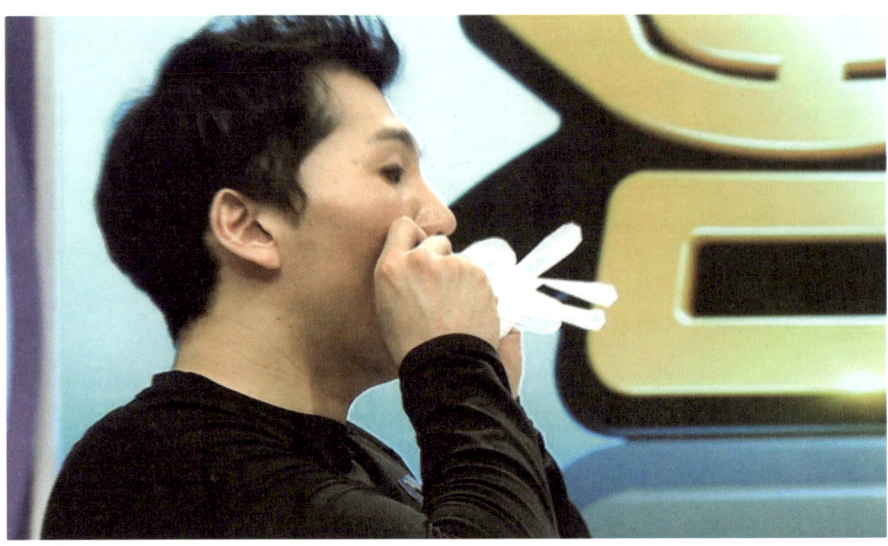

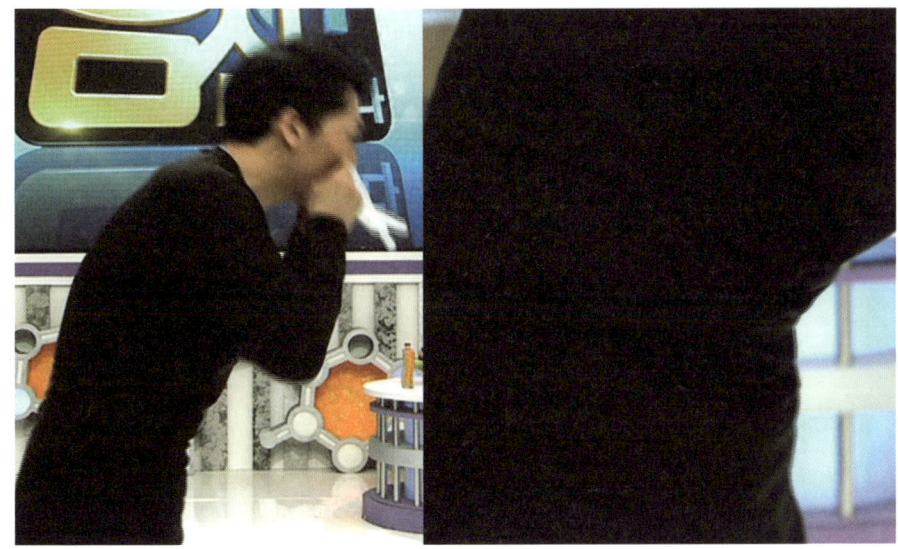

> TIP 1. 숨을 들이쉴 때 복부가 불룩 나오도록 들이마시고, 내쉴 땐 남은 숨이 없도록 길게 내뱉는 것이 포인트.
> 2. 만약 비닐장갑을 불다가 터지면 장갑에 구멍을 두 개 정도 만든다.
> 3. 길게 숨을 내쉬는 운동인 만큼 어지러울 수 있으니 앉아서 천천히 하는 것이 좋다.

3분 비닐장갑 불기의 효과

비닐장갑을 세게 불다보면 자연스럽게 배가 불룩했다가 쏙 들어가는 호흡, 즉 복식호흡하는 법을 배우게 된다. 복식호흡은 그 자체로 기초대사량을 높이는 효과를 지니면서 복부 깊숙이 자리한 속근육을 자극해 빼기 어려운 나잇살 제거에 효과적이다. 단 3분간의 운동만으로도 복부 사이즈가 줄어드는데, 매일 꾸준히 하면 뱃살이 빠지는 큰 쾌감을 느끼게 될 것이다.

몸신 가족 3분 비닐장갑 불기 체험

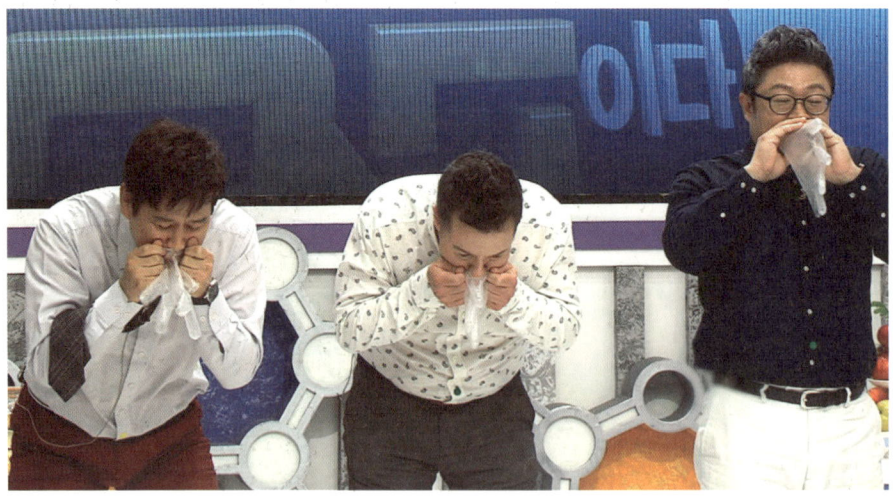

얕은 호흡에 익숙한 몸신 가족들도 단 3분 비닐장갑 불기로 윗몸일으키기 운동을 한 것처럼 복부운동이 되는 것을 체감했다. 방청객 체험단 주부는 물론 로버트 할리를 비롯해 몸신 패널 전원이 3분 비닐장갑 불기 후 복부 사이즈가 줄어드는 놀라운 효과를 확인했다.

▶ 강영자 주부의 비닐장갑 불기 전후 복부 사이즈 비교

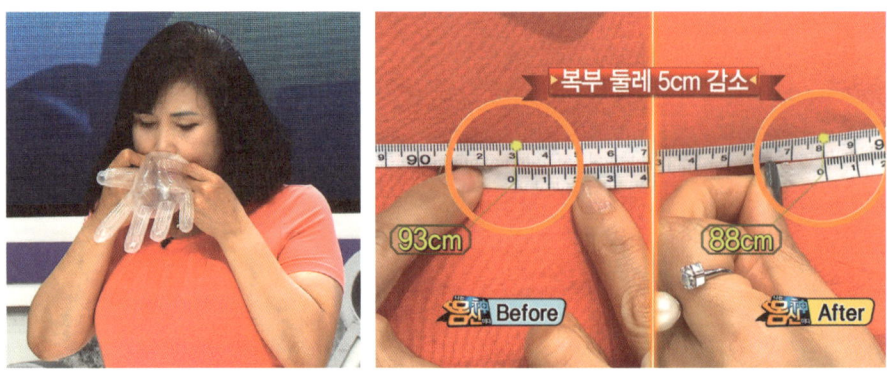

비닐장갑을 불기 전 93cm였던 강영자 주부의 복부 둘레가 3분간 비닐장갑을 분 후 88cm로 5cm나 감소했다.

▶ 로버트 할리의 비닐장갑 불기 전후 복부 사이즈 비교

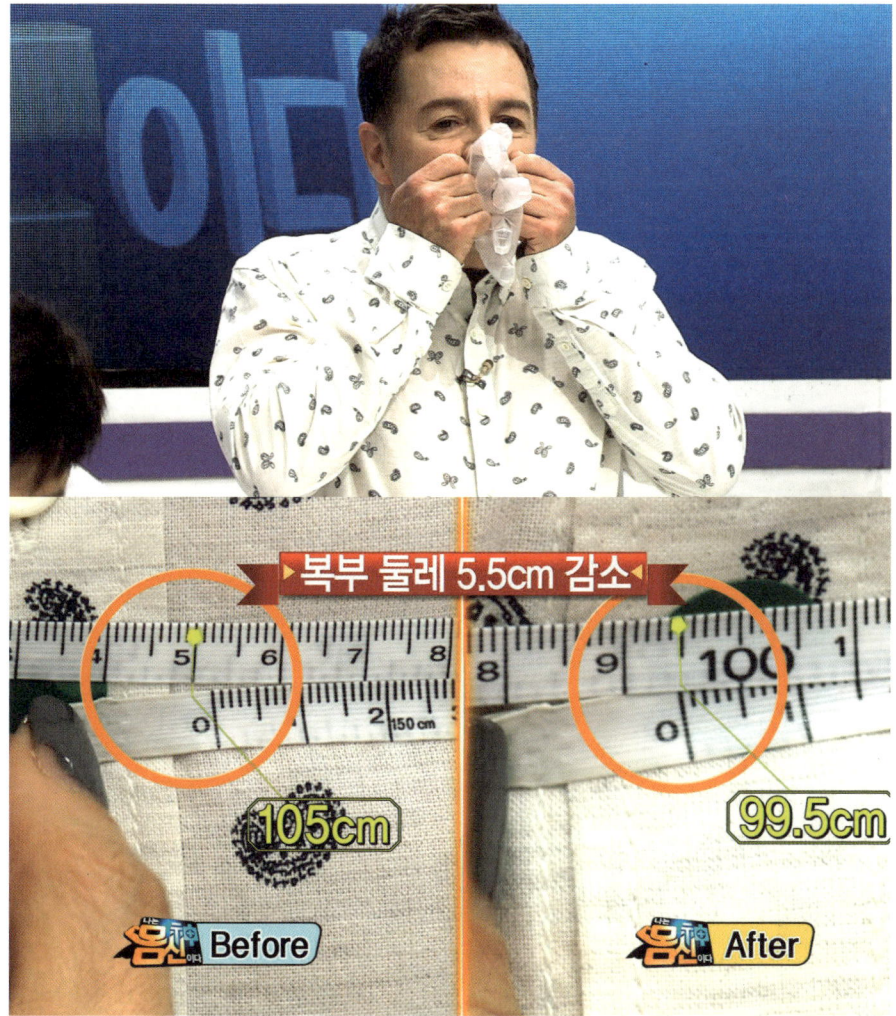

40대 이후 불어난 뱃살이 매일 마라톤을 해도 빠지지 않는다고 하소연하던 로버트 할리는 복부 둘레가 105cm에서 99.5cm로 무려 5.5cm나 감소했다.

| ACTION 2 | 팔뚝살 빼는 1분 스트레칭 – 기본 밸런스 스트레칭 |

1. 전체 체형 밸런스를 잡아주기 위해 양발을 붙이고 선다.

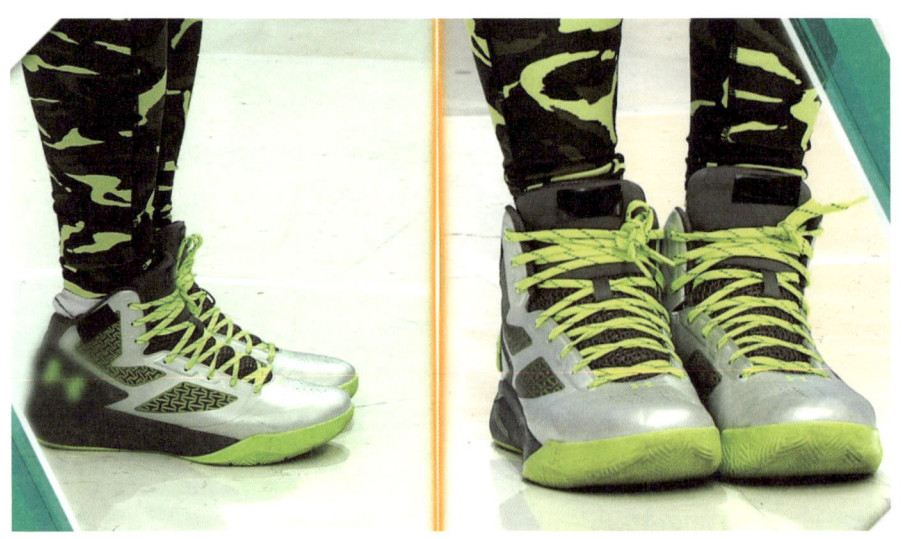

2. 엉덩이와 복부에 힘을 주면서 종아리부터 허리까지 일자로 선다.

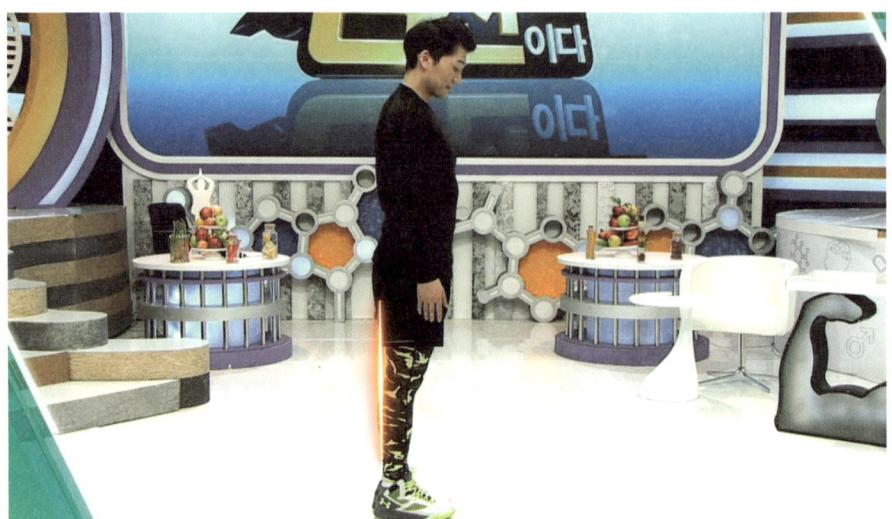

3. 양쪽 손을 마주 대고 귀에 팔을 붙인 채 30초 동안 위로 힘껏 뻗는다.

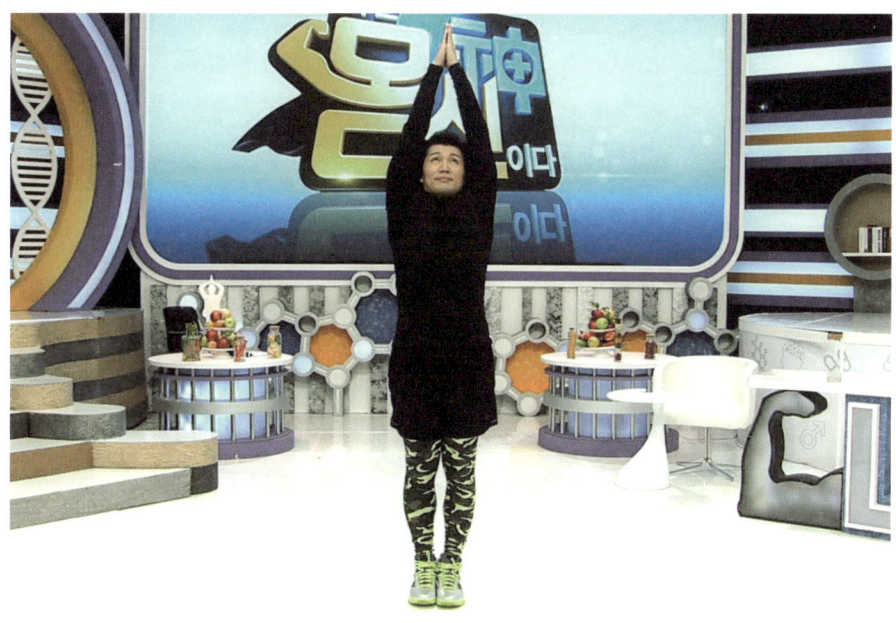

4. 양쪽 팔을 귀 뒤에 붙이고, 그 상태에서 팔꿈치를 뒤로 접어준다.

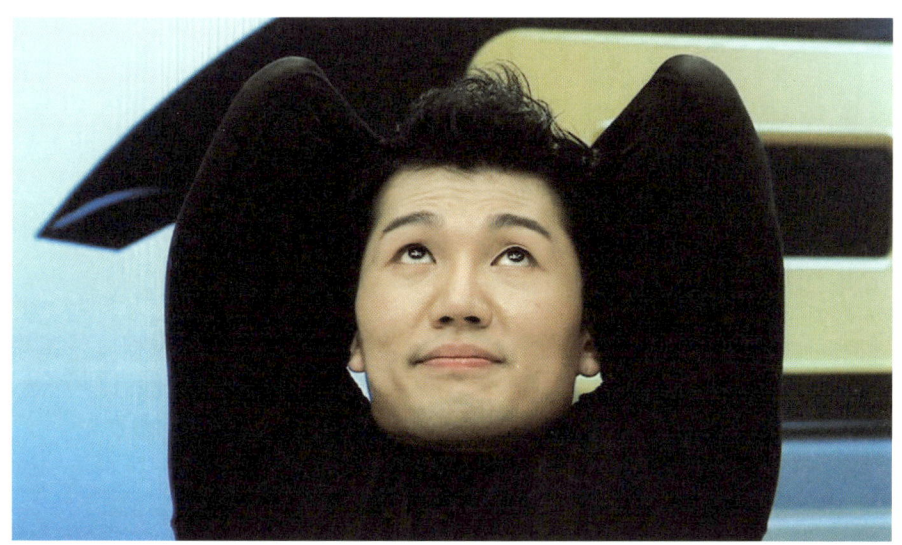

5. 시선을 하늘로 향하게 한 후, 팔꿈치가 귀에서 떨어지지 않도록 30초간 유지한다. 이 동작은 굽어 있는 어깨를 펴고 스트레칭 시켜줌으로써 팔뚝살을 제거하는데 효과적이다.

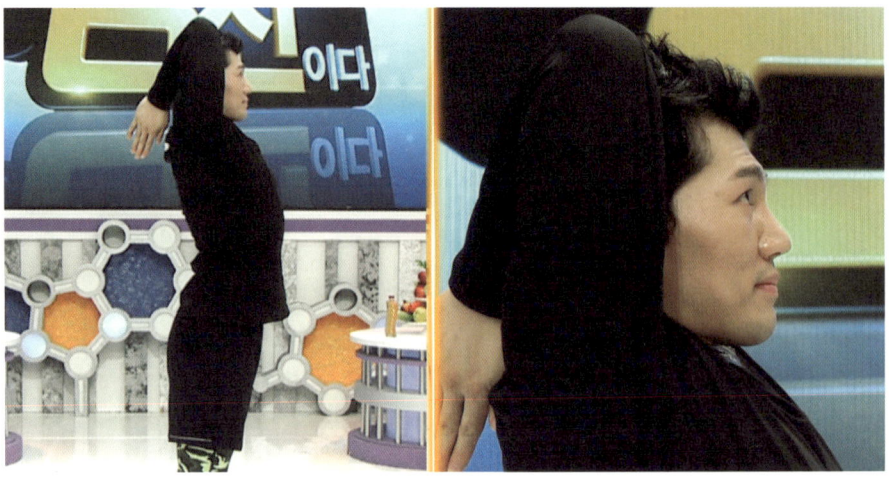

TIP 1. 이 동작은 스트레칭이 포인트! 엉덩이에 힘을 주지 않으면 허리가 앞으로 밀려 운동 효과가 없는 것은 물론 허리 통증이 생길 수 있으니 반드시 허벅지와 엉덩이에 힘을 주고 몸을 곧추세우는 것이 중요하다.
2. 팔 동작 역시 최대한 팔뚝을 위로 쭉 늘려주고, 뒤로 젖힐 때도 팔뚝이 늘어나도록 스트레칭 해준다.

1분 팔뚝살 스트레칭의 원리와 효과

하루 종일 팔을 위로 올리는 횟수가 얼마나 되는지 생각해보라. 중력에 의해 아래로 축축 처지는 팔뚝살을 위로 뻗어 올려 긴장시키면 팔뚝 주변의 근육이 활성화돼 나잇살 제거에 도움이 된다. 이 동작은 팔뚝살의 사이즈 감소뿐 아니라 온몸을 일자로 정렬시켜주는 스트레칭 동작으로 골반과 척추의 밸런스를 맞추는 데도 효과적이다.

▶ 조민희의 팔뚝살 스트레칭 전후 사이즈 비교

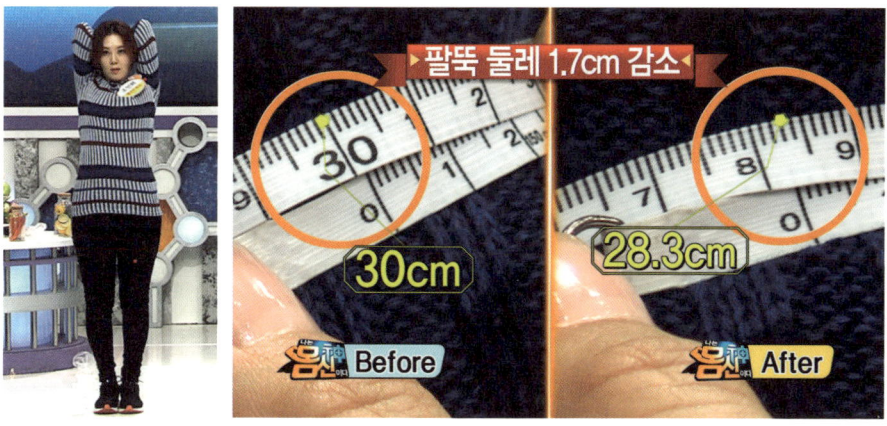

팔뚝살 스트레칭 전 30cm였던 조민희의 팔뚝 둘레가 스트레칭 후 28.3cm로 1.7cm 감소했다.

▶ 주부 방청단의 팔뚝살 스트레칭 전후 사이즈 비교

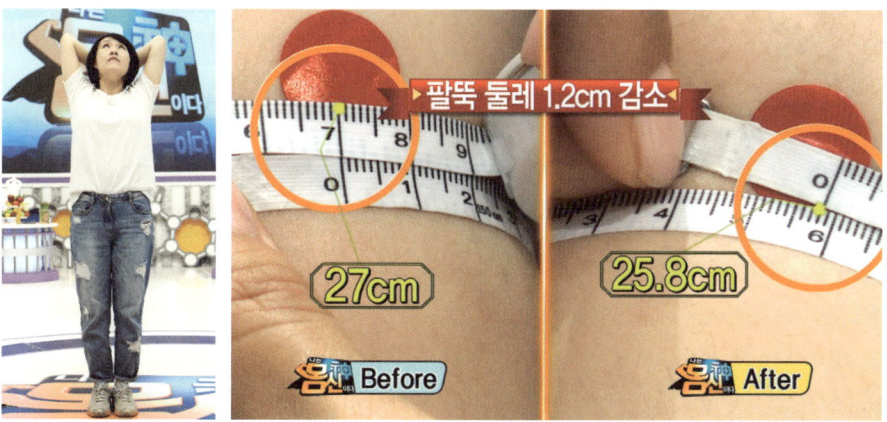

팔뚝살이 고민이라고 밝힌 한 주부는 팔뚝살 스트레칭으로 팔뚝 둘레가 27cm에서 25.8cm로 1.2cm 감소했다.

ACTION 3 　허벅지살 빼는 1분 스트레칭

1. 팔뚝살 스트레칭과 마찬가지로 기본 밸런스 스트레칭 동작을 30초간 유지한 뒤, 한쪽 발을 앞으로 내밀어 양발이 앞뒤로 일자가 되도록 정렬한다.

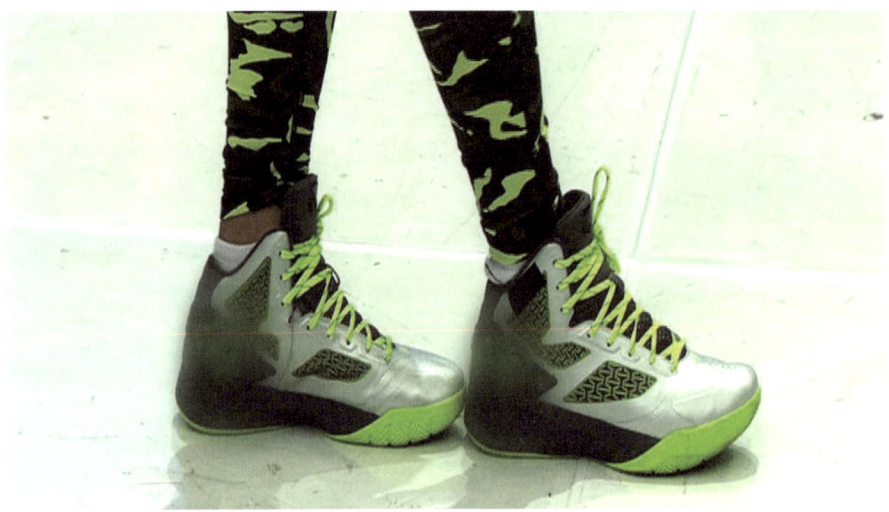

2. 허리를 숙여 양 손바닥을 바닥에 밀착시킨 상태로 30초간 유지한다.

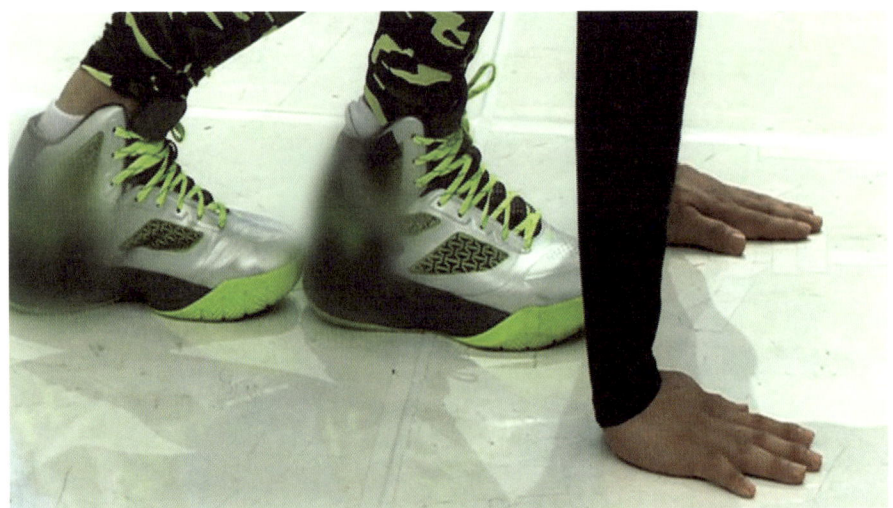

3. 이때 구부린 무릎을 최대한 펴주는 것이 중요하다.
   만약 무릎이 잘 펴지지 않는다면 무리하지 말고 허벅지 뒤 근육이 당길 정도로만 다리를 펴준다.

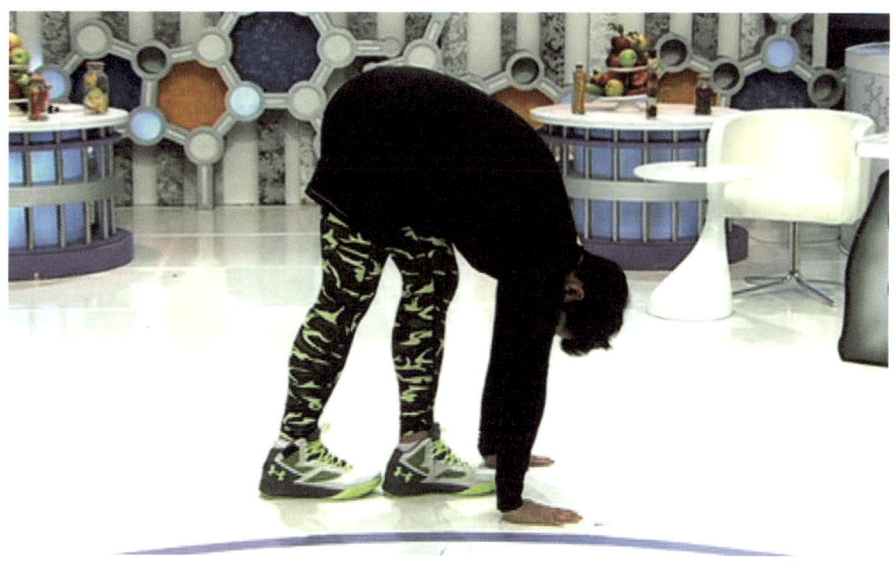

4. 발을 바꿔 반대쪽 허벅지도 같은 방법으로 30초간 스트레칭 해준다.

1분 허벅지살 스트레칭의 원리와 효과

이 동작은 평소 잘 사용하지 않는 허벅지 뒤쪽 근육인 햄스트링 근육을 활성화해 허벅지 사이즈의 감소 효과를 기대할 수 있다. 햄스트링 근육은 현대인에게 짧아져 있는 대표적인 근육으로 골반과도 연결돼 있어서 골반균형을 맞추는 데도 도움이 된다.

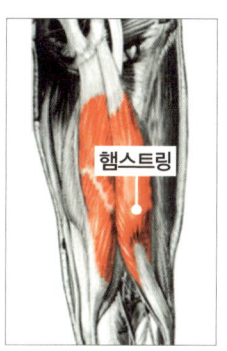

▶ 조민희의 1분 허벅지 스트레칭 전후 사이즈 비교

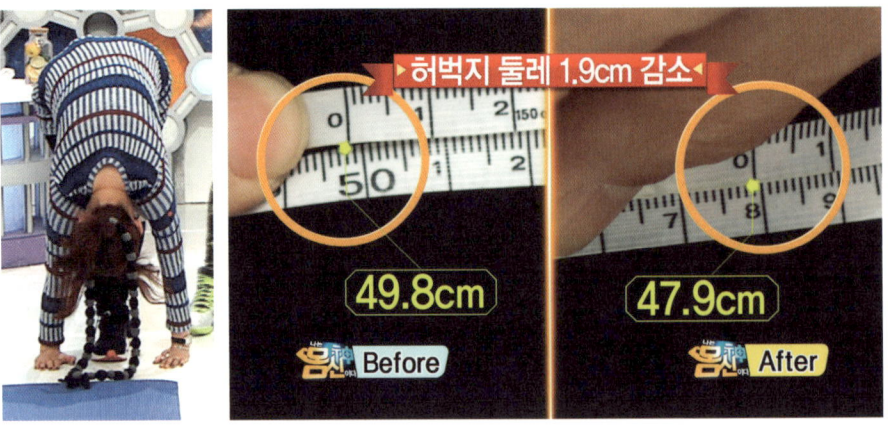

허벅지 스트레칭 전 49.8cm였던 조민희의 허벅지 둘레가 47.9cm로 1.9cm 감소했다.

▶ 주부 방청단의 1분 허벅지 스트레칭 전후 사이즈 비교

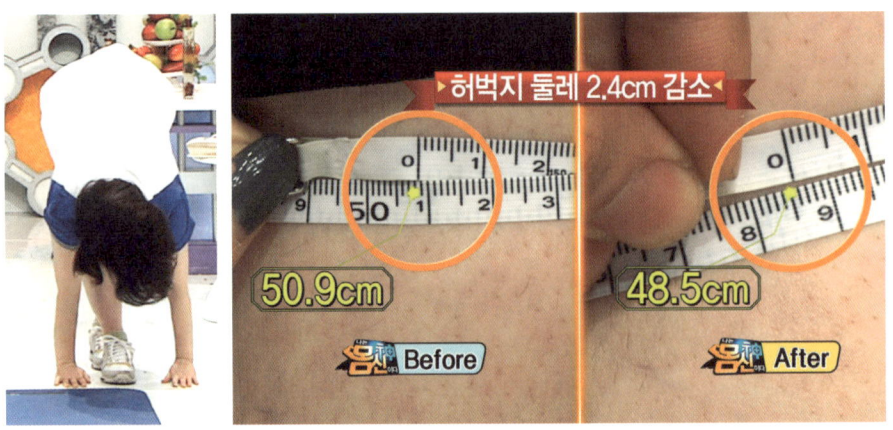

허벅지 스트레칭 전 50.9cm였던 주부 방청단의 허벅지 둘레가 48.5cm로 2.4cm 감소했다.

몸신 주치의 PLUS TIP
나잇살 빼는 호르몬 음식

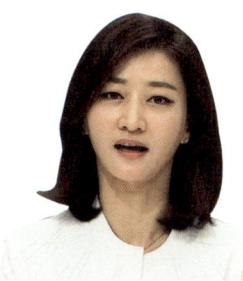

몸신 주치의 안지현 가정의학과 전문의
둘째아이 출산 후 73kg까지 불어난 몸무게를 호르몬 보충 식이요법으로 6개월 만에 20kg이나 감량해 몸짱 주치의로 불리고 있다.

굶어도 안 빠지는 나잇살! 오히려 잘 먹어야 빠진다!

흔히 살 빼는 가장 쉬운 방법으로 무작정 굶기 혹은 끼니 거르기를 선택하곤 한다. 한 끼를 건너뛴 후 혹은 몇 주간 저녁을 굶는 고생 끝에 체중계에 올라 줄어든 몸무게를 보며 행복해했던 경험이 있다면 굶어서 빼는 다이어트가 가장 확실한 방법이라고 생각할지도 모른다. 하지만 조금만 방심해도 금세 예전 몸무게로 되돌아가던 요요현상에 대한 기억이나 체중은 줄었는데 뱃살과 팔뚝살은 늘어진 채 빠지지 않던 기억을 떠올린다면 굶어서 빼는 살이 나잇살에는 효과가 없다는 사실 또한 깨닫게 될 것이다.

이는 뱃살은 지방을 분해하는 호르몬이 부족해서 찐다는 사실을 간과했기 때문이다. 나잇살은 지방 분해를 돕는 일꾼, 즉 호르몬이 부족해서 찌는 살이므로 이 일꾼을 보충하는 것이 중요하다. 그래서 잘 먹어서 나잇살을 빼는 방법! 몸신 주치의 안지현 원장이 직접 실천해 20kg 감량에 성공한 호르몬 보충 식단을 소개한다.

나잇살을 제거하는 호르몬 보충 음식! 우엉&시금치 잡채

나잇살을 좌우하는 호르몬 가운데 근육을 만들고 지방을 분해하는 데 가장 중요한 역할을 하는 것이 바로 성장호르몬이다. 따라서 나잇살을 제거하기 위해서는 빠르게 감소하는 성장호르몬을 음식으로 보충하는 것이 중요하다. 우엉과 시금치는 성장호르몬을 촉진하는 아르기닌 성분이 풍부한 식품이다. 안지현 원장은 평소 나잇살 제거를 위해 우엉&시금치 잡채를 즐겨 먹었다고 한다. 우엉&시금치 잡채는 당면 대신 우엉을 채 썰어 사용해 칼로리는 줄이고 성장호르몬은 보충해주는 음식으로, 호르몬 생성의 주재료가 되는 단백질을 보충하기 위해 닭가슴살을 추가하면 영양가 높은 한 끼 식사로도 제격이다.

우엉&시금치의 영양성분

시금치 뽀빠이가 시금치를 먹고 근육이 튼튼해지는 데는 이유가 있다. 시금치는 성장호르몬을 촉진하는 아르기닌 성분이 풍부해 근육을 만드는 데 도움을 준다. 특히 시금치에 들어 있는 틸라코이드라는 성분은 포만감을 느끼게 하는 호르몬의 분비를 촉진해 식욕을 억제하는 데도 효과가 있다.

우엉 성장호르몬을 촉진하는 아르기닌은 물론 아미노산과 글루타민까지 풍부해 단백질 합성을 촉진하기 때문에 근육조직을 강화하는 데 도움이 된다. 아르기닌은 단백질의 구성성분인 아미노산의 일종으로, 성장호르몬의 원료가 되고 산화질소를 증가시켜 혈액순환을 원활하게 해준다. 닭가슴살, 소고기, 콩, 견과류에도 풍부하다. 또 콜레스테롤 제거 효과가 있는 사포닌과 변비 해소에 좋은 이눌린이 풍부해 다이어트 효과도 기대할 수 있다.

우엉&시금치 잡채 만드는 법

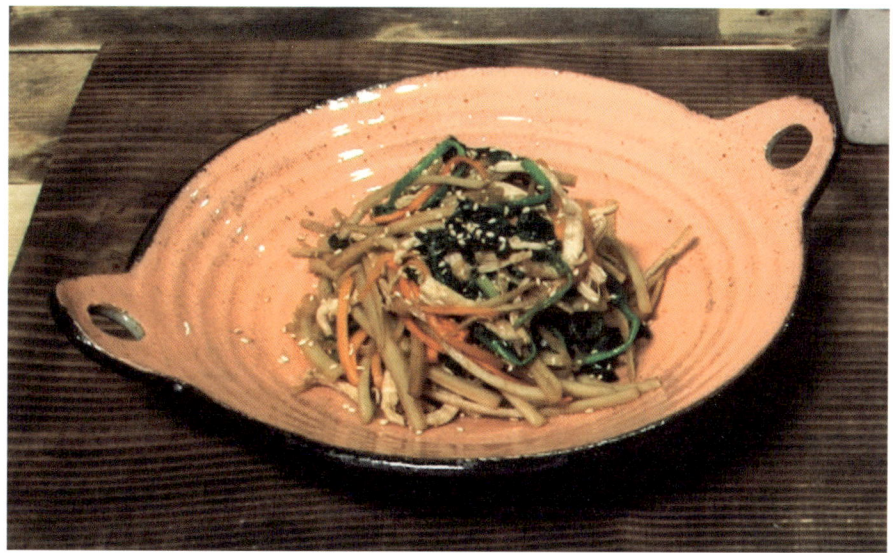

재료 우엉, 시금치, 닭가슴살, 당근, 간장, 다진 마늘, 올리고당, 소금, 식초, 참기름, 깨소금

만들기

1. 우엉은 깨끗이 씻어서 껍질을 벗긴 후 8~9cm 길이로 채 썰어 식초를 약간 넣은 물에 데친다.
2. 시금치는 소금을 약간 넣은 물에 살짝 데치고, 당근은 채 썬다.
3. 기름 두른 팬에 간장, 다진 마늘, 물, 올리고당을 넣고 끓어오르면 살짝 데친 우엉을 넣어 조린다.
4. 우엉이 다 조려지면 시금치, 닭가슴살, 당근, 참기름 등을 넣고 한 번 더 볶아준다.

몸신건강법 2

틀어진 골반 잡는
5분 스피드 골반 교정

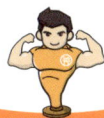

같은 나이인데 나만 늙어 보인다?
문제는 골반!

20대부터 60~70대까지 성인들을 대상으로 건강 고민을 조사한 결과 가장 높은 관심을 보인 것이 각종 통증과 소위 나이 들어 보이는 체형에 대한 고민이었다. 체형에 대한 고민도 다양했다. 아줌마 체형이라 불리는 튀어나온 뱃살과 펑퍼짐한 엉덩이, 짝짝이 다리, 비대칭 안면윤곽, 줄어드는 키까지. 그런데 이 조사결과를 토대로 의학 전문가들과 상의하던 중 재미있는 사실을 발견했다. 전혀 상관없어 보이는 이들 체형과 심지어 통증까지도 '이것' 하나만 해결하면 크게 개선된다는 점이다. 바로 골반이다.

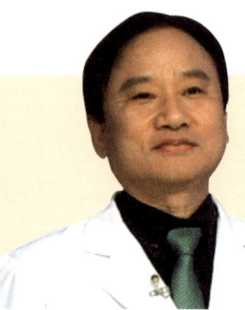

몸신 주치의 조태환 장덕한방병원 진료원장

정형외과 전문의이자 한의학 박사로
대한의사·한의사복수의사면허협회 부회장을 맡고 있다.
양·한방 동시 진료 노하우로 골반 건강 비결을 소개한다.

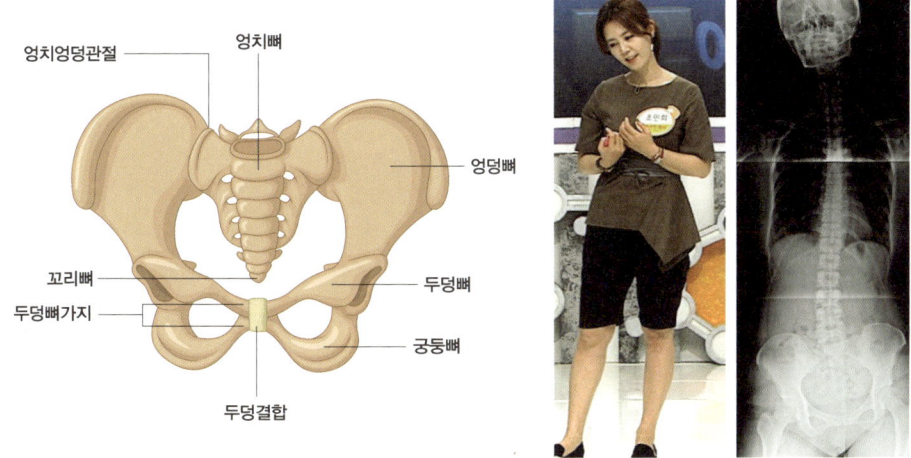

골반 구조와 짝발 짚는 조민희의 골반 엑스레이

몸신 가족 조민희는 평소 짝다리 짚고 서는 자세를 자주 취한다. 그 자세 그대로 엑스레이 촬영을 해본 결과 골반이 심하게 기울어져 있음을 확인할 수 있었다. 이런 자세를 자주 취하면 골반은 이 모습 그대로 틀어지게 된다.

틀어지기 쉬운 골반

골반은 척추 아래 하트 모양으로 생긴 큰 골격으로 복부의 중요 장기인 방광, 자궁, 난소를 보호하는 역할을 하는 동시에 위로는 척추와 연결돼 체중을 지탱하고, 아래로는 고관절과 연결돼 걷고 뛰는 움직임을 수행한다. 특히 골반은 전후좌우 움직임이 유연한 관절이다. 몸통을 좌우로 회전하고, 허리를 앞뒤로 숙이고 젖힐 때 골반도 함께 사방으로 움직이며 체중을 지탱해주는 것이다. 그런데 이런 골반의 유연함은 곧 골반이 전후좌우 어느 방향으로든 쉽게 틀어질 수 있음을 의미한다.

일상에서 흔히 볼 수 있는 다리 꼬기, 짝발 짚기, 양반다리 등의 자세는 모두 골반이 어느 한쪽 방향으로 기울어진 상태의 자세다. 이런 자세를 오랫동안 유지할 경우 골반은 아예 해당 방향으로 틀어지게 되고 이는 다양한 문제를 일으킨다. 가장 큰 문제가 통증이다. 골반이 틀어지면 골반 자체의 통증뿐 아니라 척추까지 함께 틀어지면서 허리, 목, 어깨의 통증을 유발한다. 디스크 질환을 가지고 있는 사람이라면 틀어진 골반이 디스크 질환으로 인한 통증을 더 악화시키는 요인이 된다.

나이 들어 보이는 체형도 틀어진 골반 탓

골반 틀어짐은 통증뿐 아니라 체형의 노화도 촉진한다. 골반이 틀어지면 주변의 혈액순환이 제대로 되지 않아 골반 부위에 지방이 쌓이면서 복부비만이 될 위험이 높다. 흔히 말하는 아줌마 뱃살을 가진 사람들의 경우 측면에서 봤을 때 골반이 앞으로 밀려 있는 경우가 많다. 이렇게 골반이 앞으로 밀리면 중력에 의해 뱃살은 아래로 쏠리고, 밑으로 처진 무게중심을 잡기 위해 골반은 더욱 앞으로 밀리는 악순환이 반복된다. 게다가 골반 주위는 우리 몸의 노폐물을 제거하는 림프선이 가장 많이 몰려 있는 부위이다. 골반이 틀어지면 주변 림프액과 혈액의 순환을 방해해 엉덩이 주변과 허벅지 등 하체의 잦은 부종을 초래함으로써 하체비만의 원인이 되고 하지정맥순환도 방해해 하체건강을 위협한다. 한마디로 골반 틀어짐은 아줌마 체형을 향해 달려가는 KTX 탑승권이라고 할 수 있다.

한영애 주부(33세)의 골반 기울기 측정 결과

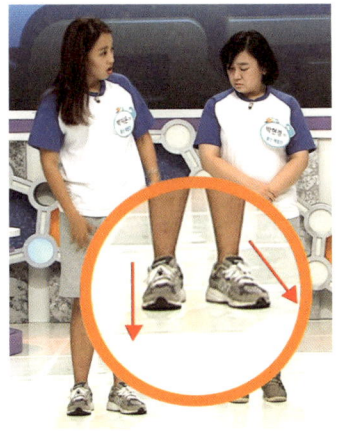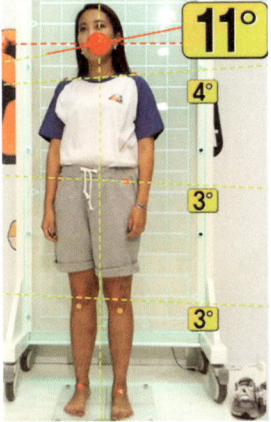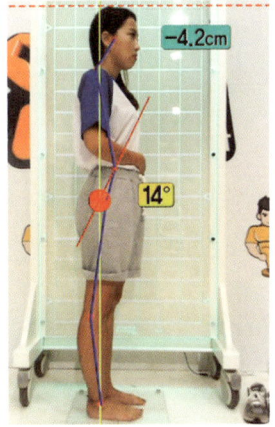

한영애 주부(가명)의 경우 정면을 보고 서 있어도 골반이 한쪽으로 틀어져 있음을 육안으로 구별할 수 있다. 실제 걸음을 걸을 때도 틀어진 골반 때문에 한쪽 다리가 팔자로 벌어져 정면을 보고 걸어도 사선으로 이동하게 된다고 밝혔다.

성진희 주부(60세)의 골반 기울기 측정 결과

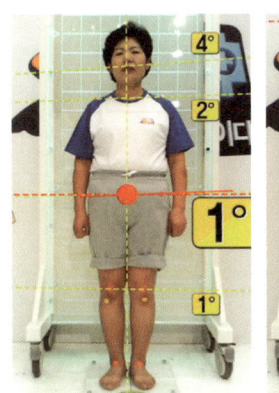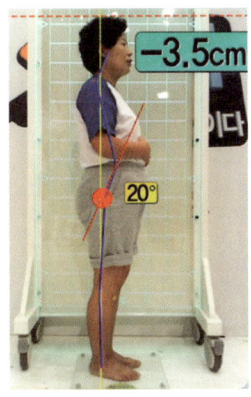

복부 뱃살이 고민이라는 성진희 주부의 경우 골반 좌우는 1도 정도 틀어져 비교적 양호했으나 측면에서 보면 골반이 앞으로 무려 20도나 밀려 있었다. 이 때문에 키 역시 3.5cm 줄어 있었다. 골반이 1도 이상만 기울어져도 체형의 변화는 물론 통증을 유발할 수 있다.

강은형 주부(36세)의 골반 기울기 측정 결과

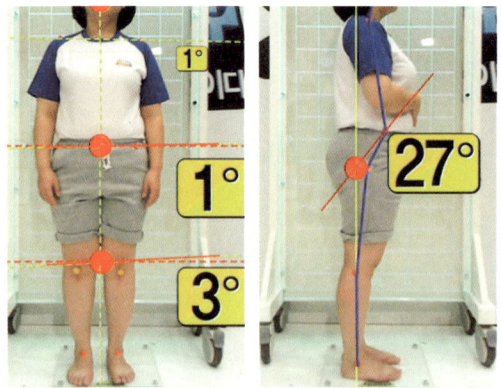

출산 후 부쩍 찐 뱃살로 고민인 강은형 주부(가명) 역시 좌우 골반의 기울기는 1도였지만 측면에서 본 골반은 27도나 앞으로 밀려 있는 상태였다. 이로 인해 키도 3cm 줄어 있었다. 대개 배가 나온 아줌마 체형의 사람들은 골반이 앞으로 밀려 있음을 확인할 수 있다.

동안 vs 노안을 결정짓는 열쇠! 골반

골반이 틀어지면 노안이 된다. 믿고 싶지 않지만 사실이다. 동갑인데도 네다섯 살 넘게 어려 보이는 친구를 볼 때마다 보톡스를 맞아야 하나, 화장으로 감춰야 하나 고민했다면, 이제 골반을 유심히 들여다봐야 한다. 동안 미인들의 얼굴을 잘 살펴보면 공통점이 있다. 작은 얼굴, 날렵한 턱선, 좌우 이목구비의 완벽한 대칭이 그것이다. 노안은 그와 달리 큰 얼굴, 넓게 퍼져 있는 이목구비, 눈꼬리와 입꼬리가 한쪽으로 처진 안면 비대칭이 특징이다. 중요한 것은 돈을 주고서라도 팔아버리고 싶은 노안의 조건이 모두 골반과 관련 있다는 사실이다. 골반이 좌우 한쪽으로 기울어지면 도미노 현상처럼 척추가 틀어지고, 목이 틀어진다. 문제는 뼈가 틀어지면 근육 역시 한쪽으로 치우쳐 발달한다는 점이다. 짝발로 설 때 무게중심이 지탱한 다리에만 몰려 그쪽 부위 근육이 발달하는 것과 같은 이치다. 안면 근육 역시 마찬가지다. 목뼈가 틀어지면 위에 얹힌 턱 근육 역시 한쪽으로 과도하게 발달하고 이로 인해 광대뼈를 비롯한 안면 부위 근육이 비대칭을 이루게 된다. 근육이 발달해 얼굴이 커지는 것도 서러운데 한술 더 떠 짝짝이로 커지는 것이다. 더 이상 망설일 수 없다. 지금 당장 내 얼굴의 노화를 늦추기 위해 골반 틀어짐을 해결해야 한다.

집에서 확인하는 골반 균형 자가진단법

내 골반은 과연 괜찮을까! 엑스레이나 기기로 측정하지 않고도 집에서 직접 확인할 수 있는 자가 골반균형 테스트 요령을 소개한다.

골반의 좌우 틀어짐 테스트

1. 골반 앞쪽에서 가장 튀어나온 돌기 부분을 확인해 표시한다.

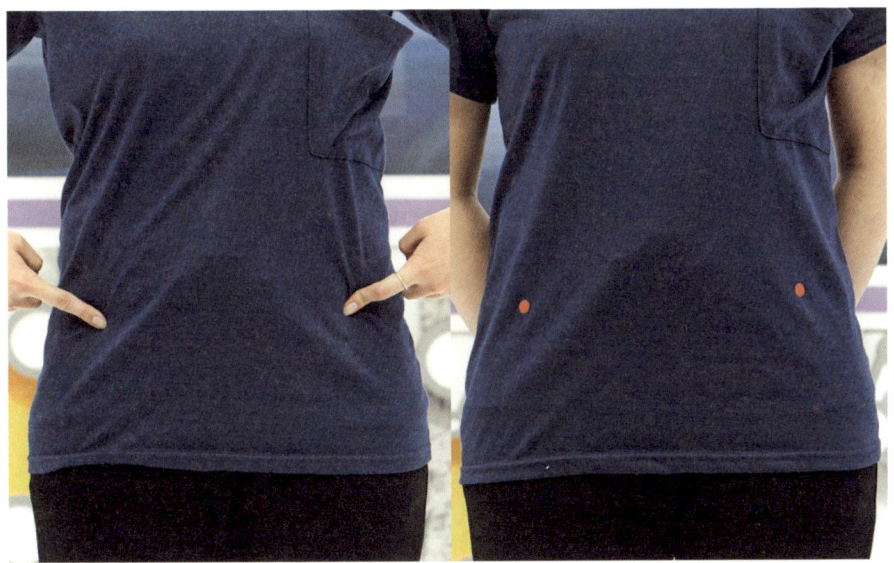

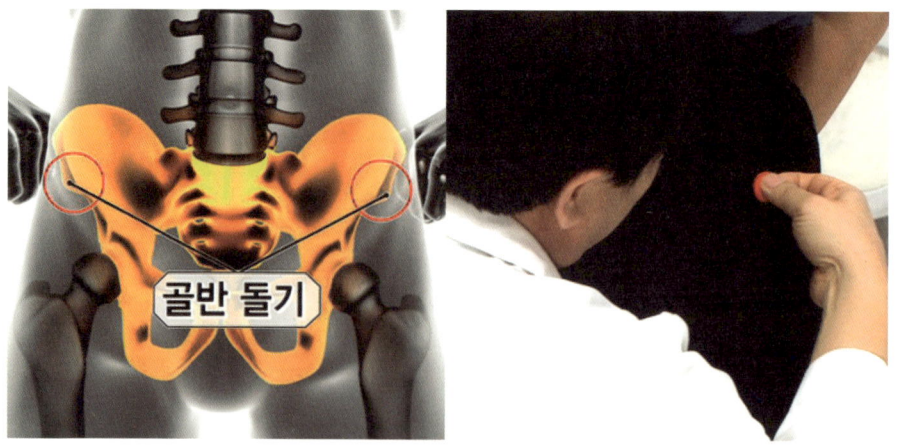

2. 좌우 표시된 부분의 높이가 다르다면 골반이 틀어진 것으로 판단한다.

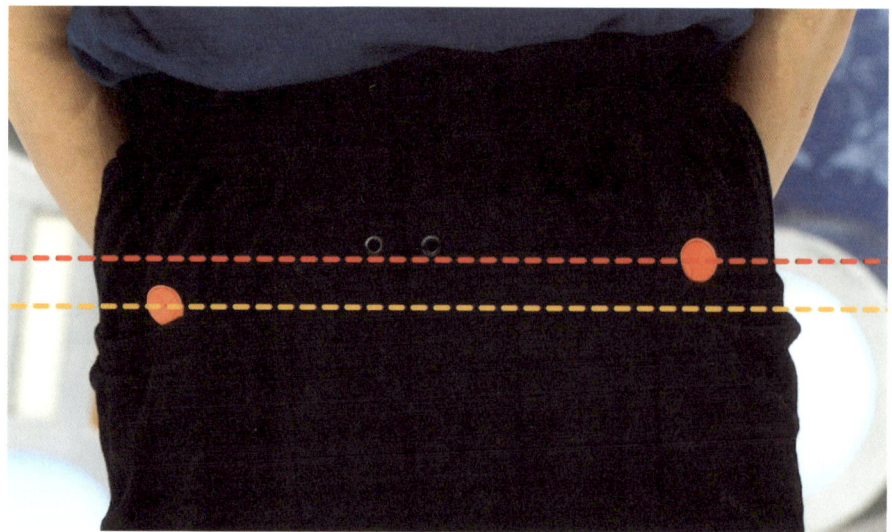

골반의 앞뒤 틀어짐 테스트

1. 바닥에 누워 한쪽 다리를 들어 올린다.

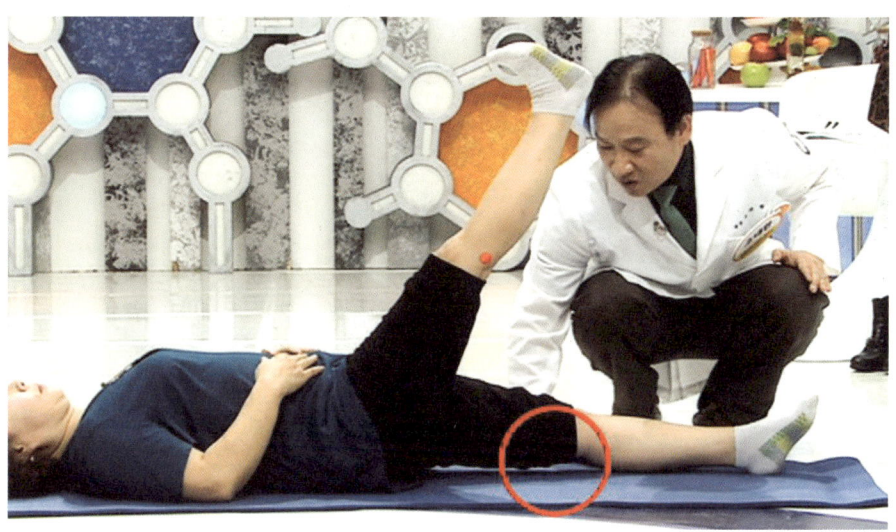

2. 바닥에 놓인 다리의 오금 부분이 바닥에서 떨어지면 골반이 틀어진 것으로 판단한다. 오금이 뜨는 공간이 손이 통과할 정도로 넓을수록 골반이 심하게 틀어진 상태라고 보면 된다.

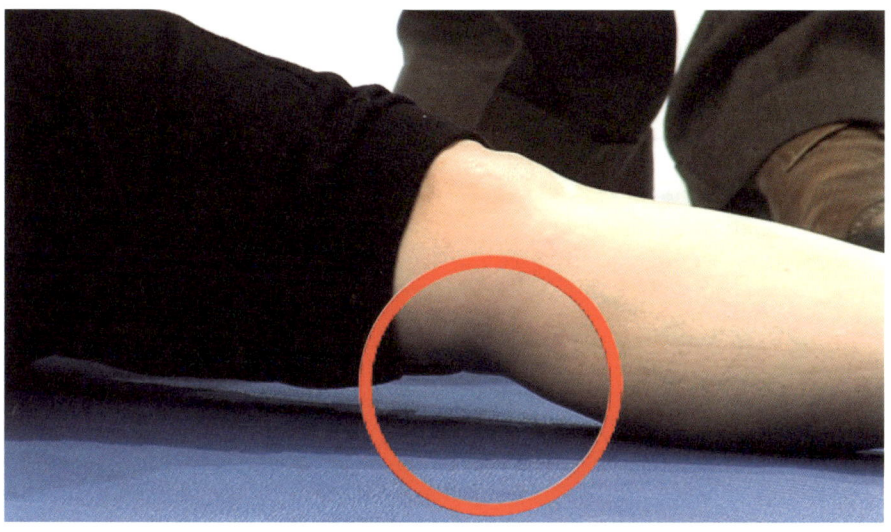

3. 양쪽 다리를 교대로 테스트한다. 한쪽 다리 밑에 유독 공간이 많이 뜬다면 그쪽 방향으로 골반이 심하게 틀어진 상태라고 유추할 수 있다.

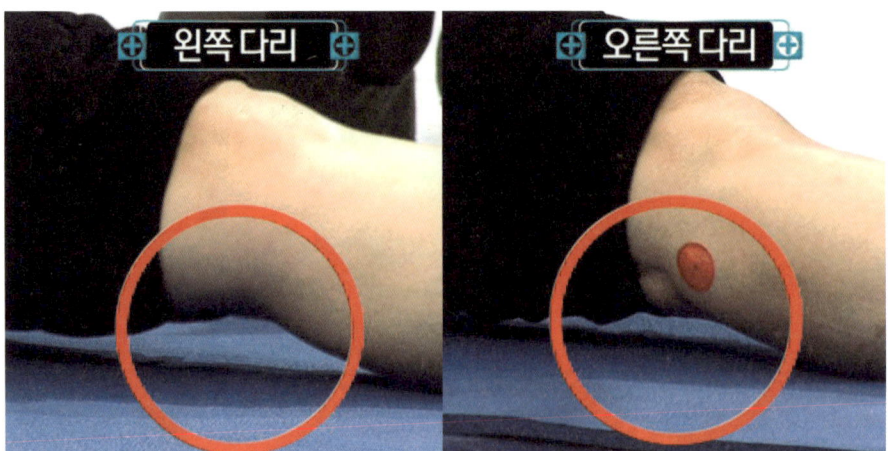

5분 스피드
골반 교정 운동

각종 통증부터 중년의 노화체형, 반갑지 않은 노안까지 가져오는 골반 틀어짐을 어떻게 해결할 수 있을까. 비싼 돈 들여 마사지받고, 틀어진 뼈를 맞춰도 한 번 틀어진 골반은 좀처럼 제자리를 잡기 어렵다. 여기 하루 5분! 돈 한 푼 들이지 않고 집에서 혼자 할 수 있는 스피드 골반 교정 운동법을 소개한다. 5분 스피드 골반 교정은 틀어진 골반을 제 위치로 되돌릴 뿐 아니라 벌어진 골반 사이즈를 축소시켜주는 운동법이다.

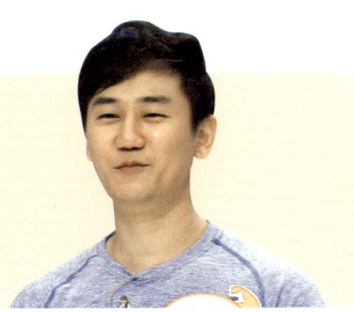

몸신 이기성 스포츠 트레이너/체형관리 트레이닝 전문가
대한체력관리학회 공인 퍼스널 트레이너로,
골반을 붙잡고 있는 사방 근육을 사용해 골반을 제 위치로
되돌리는 스트레칭 운동법을 소개한다.

ACTION 1 　골반 뒤쪽 근육 잡기 – 다리 들어올리기

1. 등을 바닥에 붙이고 누워 손등이 바닥에 닿도록 한다.

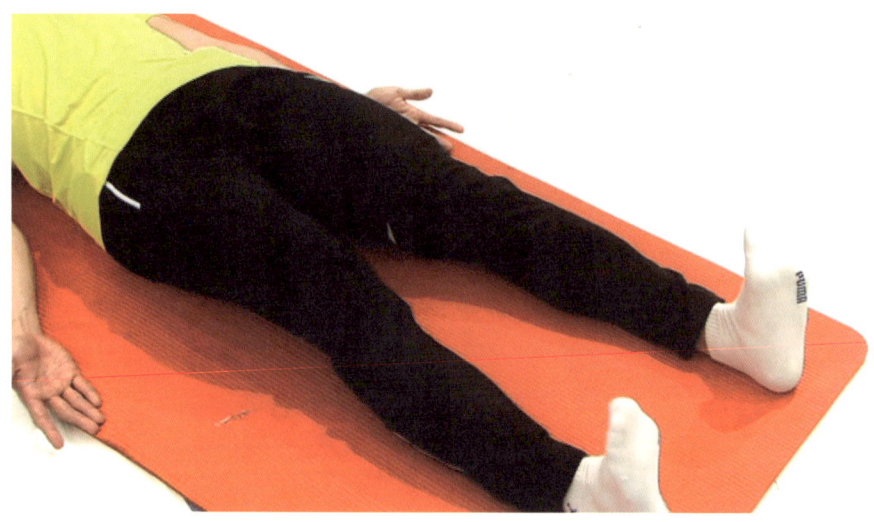

2. 다리를 쭉 편 상태에서 양쪽 발끝을 세우고 한쪽 다리를 당기지 않을 정도로 위로 들어올린다. 양쪽 다리를 각각 15회씩 교대로 반복한다.

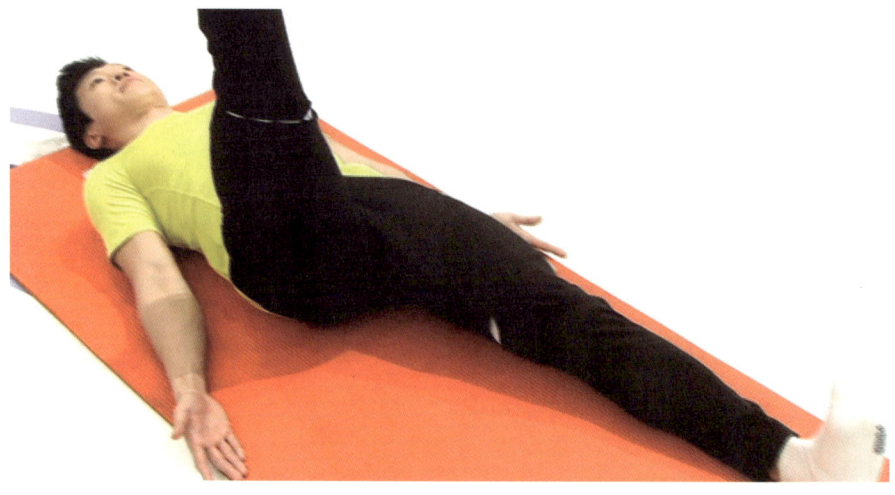

스피드 골반 교정을 돕는 근육 ①햄스트링

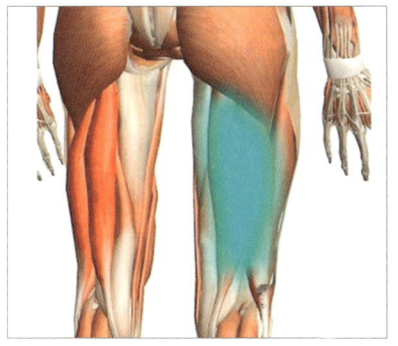
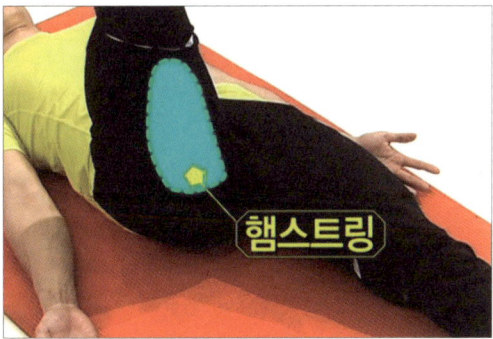

다리 들어올리기 동작을 할 때 사용되는 근육은 허벅지 뒤 근육인 햄스트링이다. 햄스트링은 골반 뒤쪽부터 무릎 뒤쪽까지 연결되는 근육으로, 이 근육이 긴장하거나 짧아져 있으면 골반을 뒤로 잡아당겨 틀어짐의 원인이 된다. 장시간 앉아 있는 생활습관을 가진 현대인은 대개 짧아져 있기 쉬운 부위다.

ACTION 2 골반 옆쪽 근육 잡기 - 무릎 포개기

1. 무릎을 세우고 누워 발바닥은 바닥에 붙이고 무릎은 어깨보다 약간 넓게 벌린다.

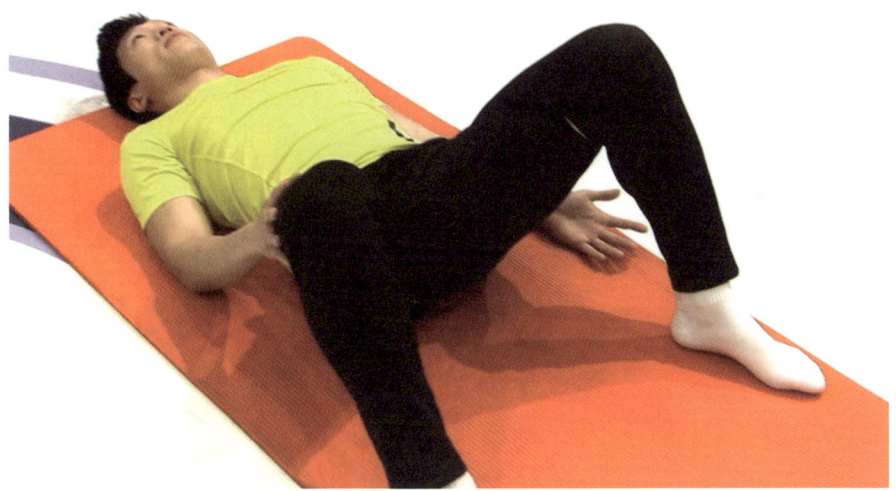

2. 한쪽 무릎을 안쪽으로 기울이면서 반대쪽 무릎으로 그 위를 눌러준다. 양쪽 다리를 각각 15회씩 교대로 반복한다.

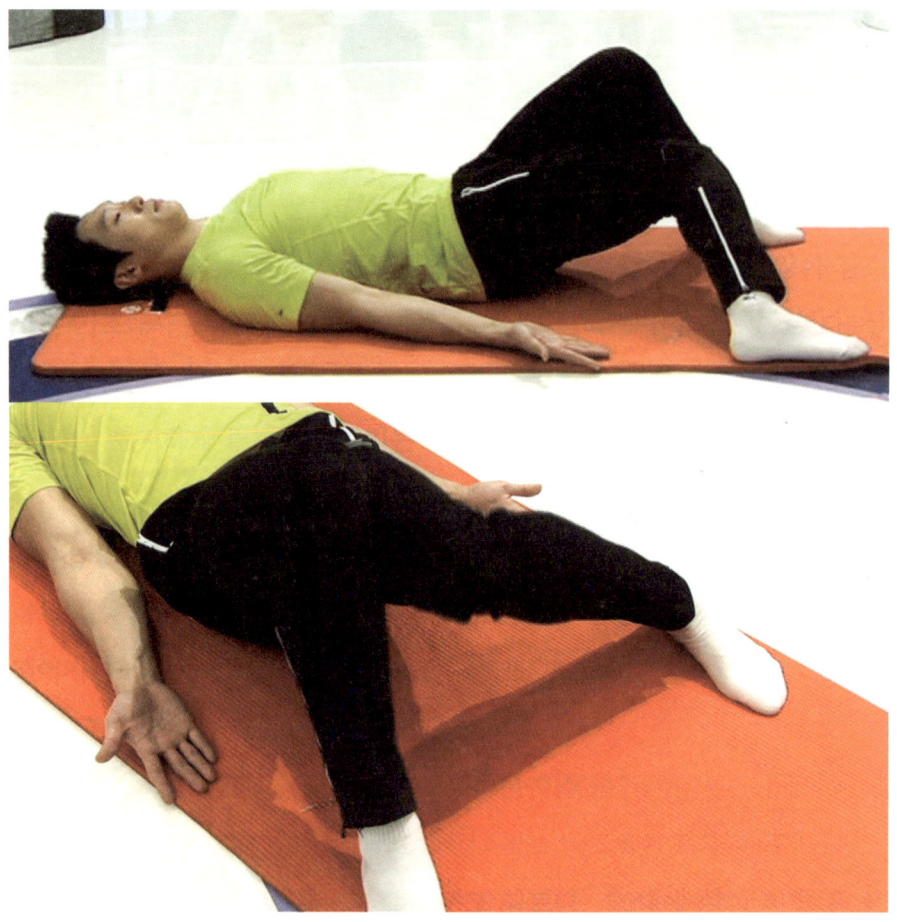

TIP 1. 안쪽으로 기울인 허벅지의 바깥쪽 근육이 스트레칭되도록 충분히 늘려주는 것이 중요하다.
　　2. 안쪽으로 기울인 허벅지를 반대쪽 무릎으로 누를 때 다른 사람이 반대쪽 무릎을 살짝 눌러주면 더욱 효과적이다.

스피드 골반 교정을 돕는 근육 ②대퇴근막장근

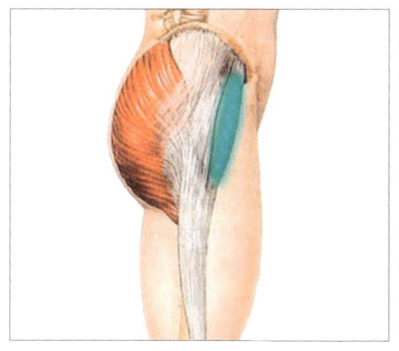
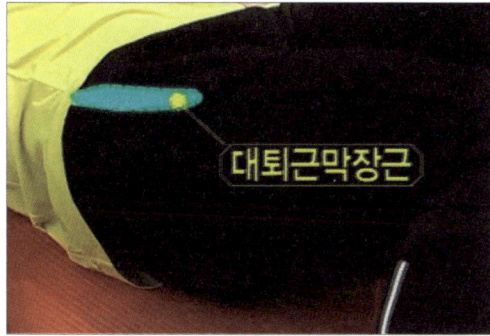

무릎 포개기 운동을 할 때 사용하는 근육은 허벅지 옆의 대퇴근막장근이다. 이 근육은 골반 옆면에서 허벅지로 이어지는 근육으로 골반의 좌우 균형을 맞추는 역할을 한다. 다리를 한쪽으로 꼬고 앉는 습관을 가진 사람들은 이 근육이 짧아져 골반이 틀어지기 쉽다.

ACTION 3 골반 안쪽 근육 잡기 – 무릎 벌리기

1. 발과 무릎을 붙인 상태에서 무릎을 세워 눕는다.

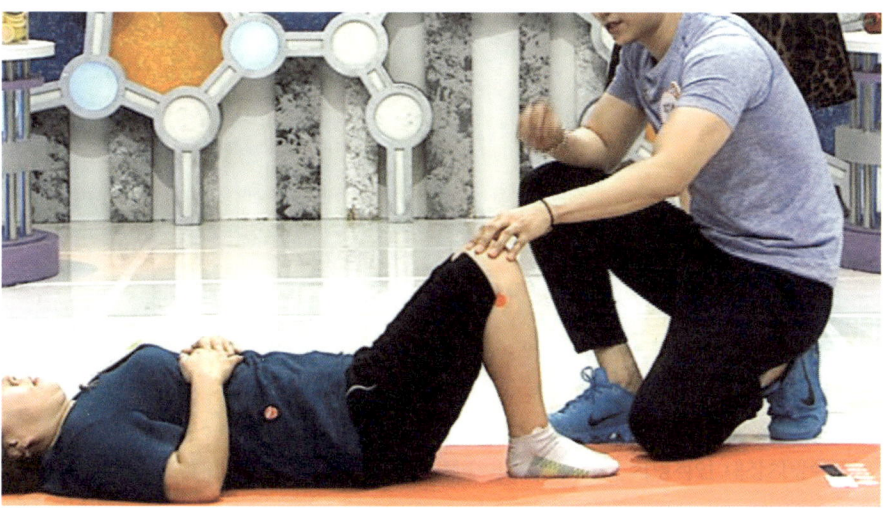

2. 양발을 붙인 채 다리의 힘을 풀어주면서 다리를 양쪽으로 벌린다. 이 동작을 15회 반복한다.

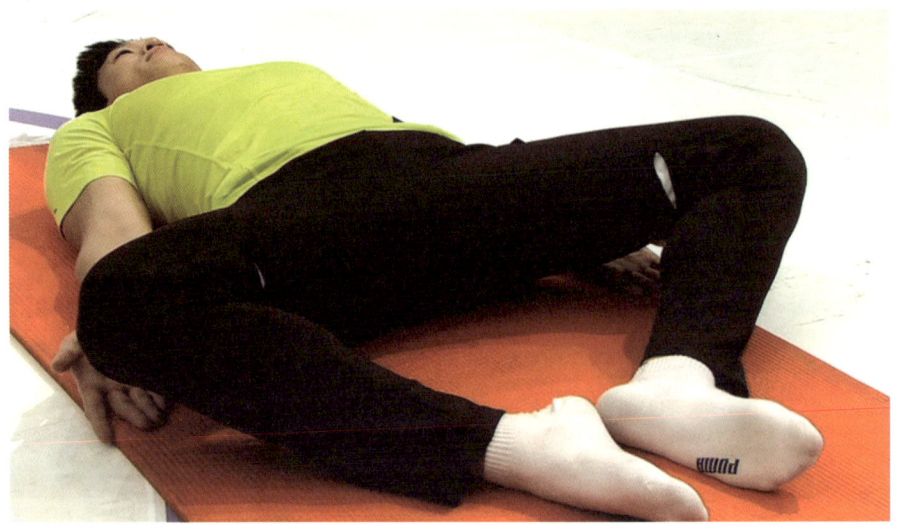

TIP 동작을 할 때 힘들거나 통증이 느껴지면 가능한 횟수부터 시작해 천천히 늘려가는 것이 좋다.

스피드 골반 교정을 돕는 근육 ③내전근

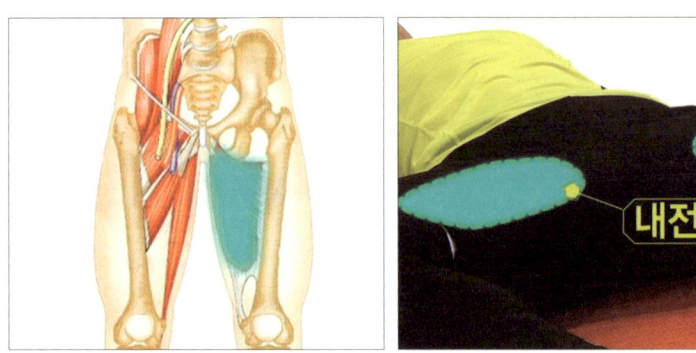

무릎 벌리기 운동을 할 때 사용하는 근육은 허벅지 안쪽 내전근이다. 내전근은 의자에 앉을 때 닿는 골반의 궁둥뼈와 연결돼 있는 근육으로 좌우 한쪽이 짧으면 골반이 한쪽으로 틀어진다.

ACTION 4　골반 엉치 근육 잡기 – 4자 다리 만들기

1. 똑바로 누운 상태에서 한쪽 다리를 4자 모양으로 굽힌 다음, 양손으로 발목을 잡고 종아리 아랫부분을 위로 올리듯 약 10초간 스트레칭한다.

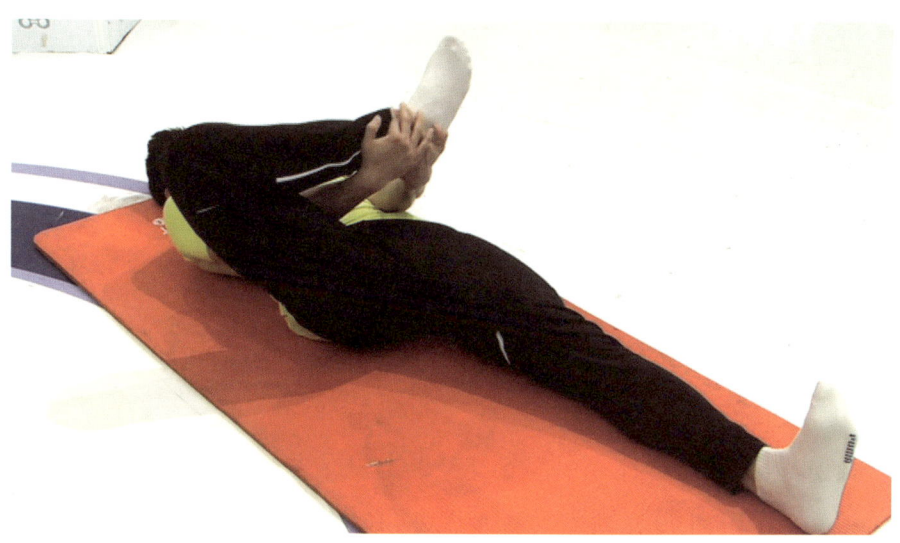

스피드 골반 교정을 돕는 근육 ④이상근

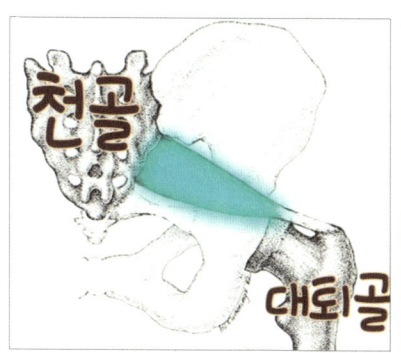
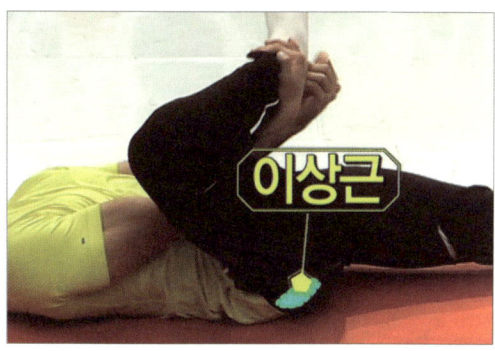

한쪽 다리만 양반다리를 하듯 4자형으로 만드는 동작은 골반의 천골에서부터 허벅지 대퇴골로 이어지는 근육, 즉 이상근을 스트레칭하기 위함이다. 오래 앉아 있을 경우 이상근이 긴장돼 통증을 유발하기도 하고 골반 틀어짐의 원인이 되기도 한다.

2. 양쪽 다리를 번갈아 같은 동작으로 10초간 버틴다.

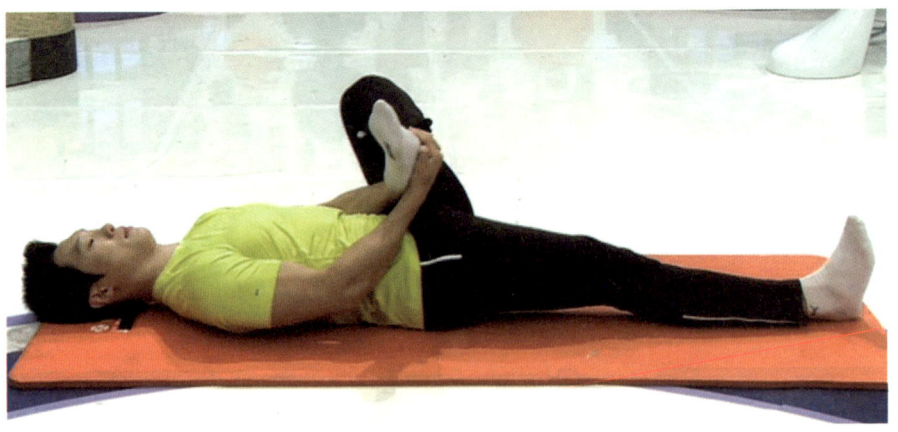

TIP 1. 엉치뼈를 잡아주는 근육을 늘려주는 동작이므로 엉덩이 부위를 스트레칭하는 것이 중요하다.
2. 동작을 할 때 반드시 등을 바닥에 붙이고 상체를 반듯하게 펴줘야 정확한 운동효과를 기대할 수 있다.
3. 골반이 틀어진 경우 통증이 생길 수 있으므로 처음부터 무리하지 말고 강도와 횟수를 서서히 늘려가는 것이 좋다.

5분 스피드 골반 교정 운동의 원리와 효과

뼈는 절대 혼자서 움직일 수 없다. 뼈를 움직이는 건 결국 뼈를 붙잡고 있는 근육이다. 골반이 틀어지는 원인 역시 골반을 붙잡고 있는 주변 근육이 짧아져 골반을 잡아당기기 때문이다. 5분 스피드 골반 교정 운동은 짧아지기 쉬운 골반 주변 4개의 근육을 이완시켜줌으로써 골반을 제 위치로 되돌리는 역할을 한다. 매일 5분씩 꾸준히 반복하면 골반을 잡아주는 근육이 강화돼 교정된 골반 상태가 유지된다.

단 한 번의 동작으로도 골반 교정은 물론 통증 개선 효과도 볼 수 있다. 특히 벌어진 골반을 죄어주면서 골반 주변의 늘어진 살과 부종을 빼주는 효과가 있기 때문에 골반 주변의 사이즈도 감소한다.

▶ 방청단 주부의 5분 스피드 골반 교정 전후 비교

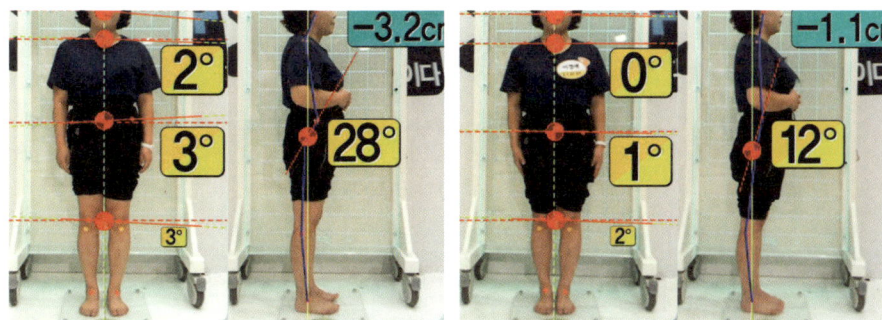

골반 교정 전   골반 교정 후

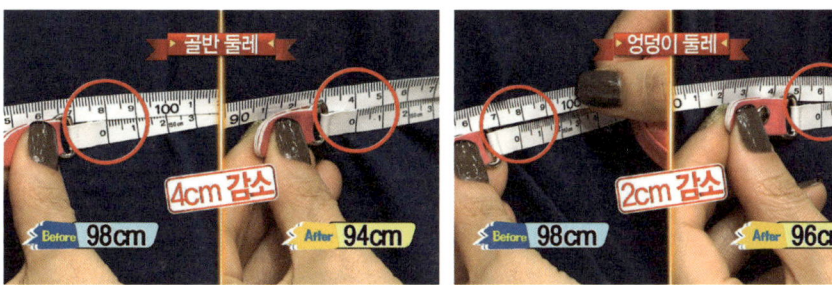

골반 교정 전 28도였던 골반 측면 기울기는 12도로 총 16도 완화됐고 골반 정면 좌우 기울기는 3도에서 1도로 2도 완화됐다. 골반 틀어짐으로 인한 키 손실은 -3.2cm에서 -1.1cm로 완화돼 총 2.1cm의 숨겨진 키를 찾을 수 있었다. 골반 둘레는 98cm에서 94cm로 4cm 감소했고 엉덩이 둘레는 98cm에서 96cm로 2cm 감소해 골반 교정에 골반 사이즈 축소, 키 성장까지 1석3조의 효과를 봤다.

몸 신 건 강 법 3

부부 금슬 좋아지는
성 건강 프로젝트

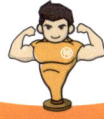

우리 사회 성 건강지수는 위험단계

이번엔 은밀한 이야기를 대놓고 해볼까 한다. 그동안 성생활은 행복한 부부 관계를 돕는 조건 정도로 여겨져왔다. 그런데 놀랍게도 성생활은 우리가 생각하는 것보다 훨씬 깊숙이 전신 건강과 연관돼 있다. 잠잠한 잠자리가 심혈관질환을 비롯한 내 몸의 이상신호일 수 있다는 사실은 의학 전문가들 사이에선 이미 잘 알려진 내용이다. 그럼에도 우리는 건강과 관련된 성에 대해 대단히 무지하며 무관심하다.

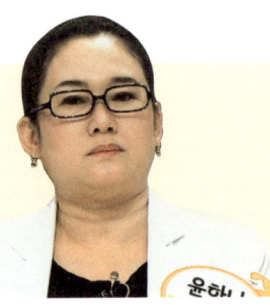

몸신 주치의 윤하나 이화여대 의과대학 비뇨기과 교수
국내 1호 여성 비뇨기과 전문의로 대한성학회 상임이사로 활동 중이다.
성 건강은 행복한 삶을 위한 필수조건이자 그 자체로
전신건강 상태를 예측할 수 있는 중요한 기준임을 강조한다.

전 세계 성인남녀를 대상으로 한 조사에서 우리나라 사람들은 성생활을 삶의 질을 결정하는 가장 중요한 조건 1위로 꼽았다. 그런데 아이러니하게도 성생활에 만족한다는 답변은 남성 9%, 여성 7%로 세계에서 가장 낮았다. 뿐만 아니라 성 건강에 있어서도 위험수위를 기록했다. 29개국 남성들을 대상으로 조사한 '세계 성태도 및 성행동 연구'에 따르면 한국 남성의 발기부전 유병률은 40대가 20.5%, 50대가 31.4%로 세계 평균보다 2배 가까이 높았고, 우리나라 기혼 여성의 약 40%가 성기능 장애를 가지고 있다는 조사결과도 있다. 한마디로 우리나라는 성에 대한 관심도는 가장 높지만 성 건강은 최하점인 것이다. 행복한 생활을 위해서뿐만 아니라 내 몸의 건강을 위해서라도 은밀한 성을 수면 위로 올려 체크해보자.

최고의 예방 백신, 성(性)

성기능은 건강의 위험 경고등 역할도 하지만 그 자체로 건강을 지키는 역할을 한다. 성생활이 주는 긍정적인 영향을 생각해보면 성은 만병의 예방 백신이라 해도 손색이 없다.

첫째, 부부관계를 하면 혈액순환이 원활해져 나쁜 콜레스테롤이라 불리는 LDL 콜레스테롤 수치가 떨어지고 심폐기능이 강화된다. 쉽게 말해 강력한 유산소운동을 하는 것과 같은 효과가 있다. 격렬한 에어로빅 운동을 10분간 할 때 소모되는 칼로리는 45kcal인 반면 성생활에서는 무려 90kcal가 소모된다는 것만 생각해봐도 그 운동효과를 짐작할 수 있다. 둘째, 성생활은 남성의 전립선질환 예방에 효과적이다. 전립선은 정자를 생성하고 배출하는 기관으로, 남성이 사정을 할 때 고환에서 1억 마리 정도의 정자가 배출된다. 중요한 것은 사정할 때 염증의 원인이 되는 물질들도 함께 배출된다는 점이다. 실제 성생활을 하지 못하는 섹스리스 남성들에게 비뇨기과에서는 전립선염 치료를 위한 방법으로 마스터베이션을 권하기도 한다. 셋째, 여성의 경우 노화를 예방하는 효과가 있다. 여성호르몬인 에스트로겐은 피부건강에 중요한 역할을 하는 콜라겐 형성을 돕는데, 이 여성호르몬은 성관계 시 가장 활성화된다. 특히 여성호르몬은 갱년기에 급격히 줄어들면서 골다공증의 주범으로 인식되고 있는데, 이 역시 건강한 성생활을 통해 예방할 수 있으므로 성생활이야말로 만병의 천연 예방 백신이라 할 만하다.

심장혈관 vs 음경혈관 직경 비교

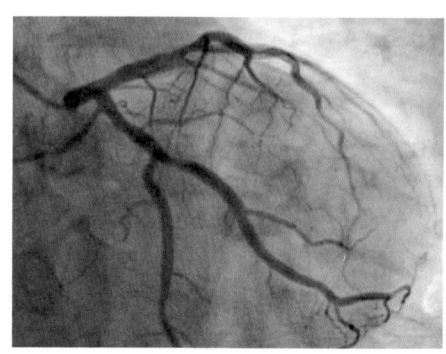
심장혈관

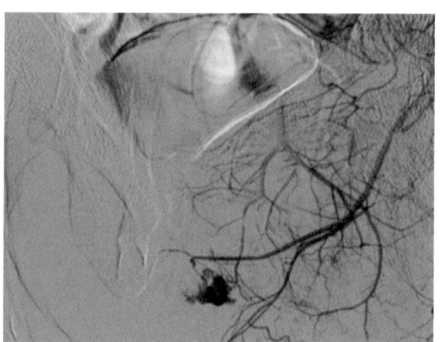
음경혈관

음경혈관은 직경 1~2mm로 직경 3mm의 심장혈관보다 가늘다. 이는 볼펜심의 직경과 볼펜 몸통의 두께 차이와 비슷하다. 심장의 관상동맥 등 큰 혈관이 막히기 전에 미세한 동맥인 음경혈관이 먼저 막히고 이로 인해 발기부전이 생긴다.

잠잠한 잠자리, 혈관건강의 적신호

잠자리가 어느 순간 잠잠해지면 심리적인 원인이겠거니, 스트레스 때문이겠거니, 피곤해서 그렇겠거니 치부하고 넘기기 쉽지만 건강의 적신호일 수 있음을 명심해야 한다. 여성들의 경우 갱년기 호르몬 불균형이나 당뇨병, 심장질환, 갑상샘질환이 있는 경우 가장 흔한 증상으로 성욕감퇴가 나타난다. 뿐만 아니라 성관계 시 통증 역시 자궁선근종 등 부인과 질환이나 당뇨병, 동맥경화로 인한 질 건조증이 원인일 수 있는 만큼 주의가 필요하다. 남성들 역시 성 건강이 전신 건강의 바로미터일 수 있다. 남성의 발기부전은 갱년기의 시작을 알리는 신호탄이자 혈관건강의 이상을 경고하는 가장 강력한 전조증상이다.

발기는 혈관에 혈액이 일시적으로 몰리는 일종의 혈관충혈 상태로 혈관건강에 이상이 없어야 가능하다. 그런데 고혈압, 심혈관질환, 동맥경화질환 등 각종 혈관질환 발병 위험이 있는 경우 큰 혈관에 문제가 생기기 전에 미세한 혈관다발로 이뤄진 음경혈관에 먼저 혈액순환 장애가 생겨 발기가 되지 않는 발기부전 증상이 나타난다.

미국 매사추세츠 대학교 남성노화연구소에서 발기부전 환자들을 대상으로 조사한 결과 심근경색 환자의 약 64%가 발병 이전에 발기부전을 경험한 적이 있고, 심근경색의 주증상인 가슴통증보다 발기부전이 2~3년 먼저 나타나는 것으로 보고됐다. 이로 인해 의학계에서도 발기부전을 혈관질환의 주요 전조증상으로 여기고 있다. 유명한 발기부전 치료제인 비아그라가 심혈관질환 치료제로 개발되었다는 사실을 통해서도 성 건강과 혈관건강의 밀접한

연관성을 짐작할 수 있다.

발기부전은 심혈관질환뿐 아니라 각종 대사질환과도 연관성이 높다. 당뇨병 환자는 건강한 사람에 비해 발기부전이 5~10년 일찍 시작되고, 고혈압 환자는 발기부전 발생 위험이 2배 가까이 높은 것으로 알려져 있다. 따라서 혈관질환 발생위험이 높은 40대 이상 연령대이거나 비만, 고혈압, 당뇨병 등 위험인자를 지니고 있는 경우 발기부전이 나타난다면 혈관건강부터 점검해야 한다.

발기부전 자가진단법

건강한 남성은 잠자는 동안 자신도 모르게 2~3회 발기되는 것이 정상이다. 만약 취침하는 동안 발기가 되지 않는다면 혈관건강 이상으로 인한 발기부전을 의심해볼 필요가 있다. 국내 비뇨기과 여성 의사 1호 윤하나 교수가 발기부전 여부를 손쉽게 확인할 수 있는 우표 자가진단법을 소개한다. 이 방법은 과거 비뇨기과에서 발기부전 진단을 위해 실제로 사용하던 진단법이다.

우표를 사용한 자가진단법

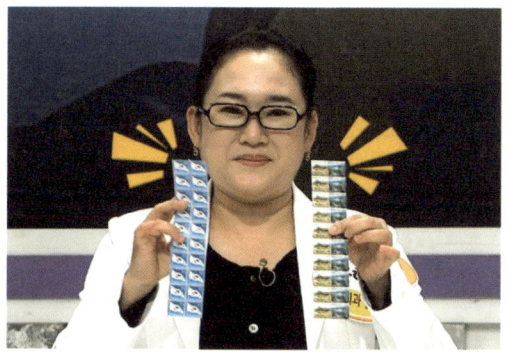

1. 우표 5~6장을 이음새가 이어진 상태로 준비한다.

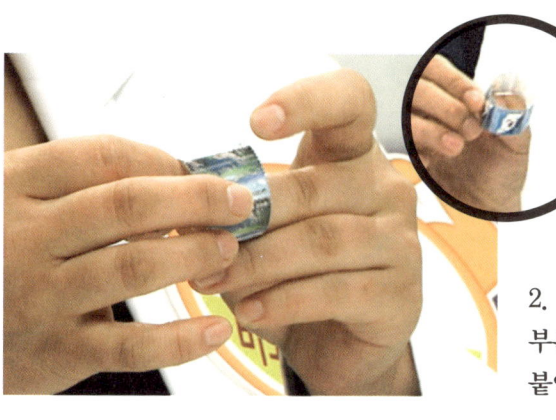

2. 잠자기 전 우표를 음경 가운데 부분에 둥글게 두르고 끝을 풀로 붙인다.

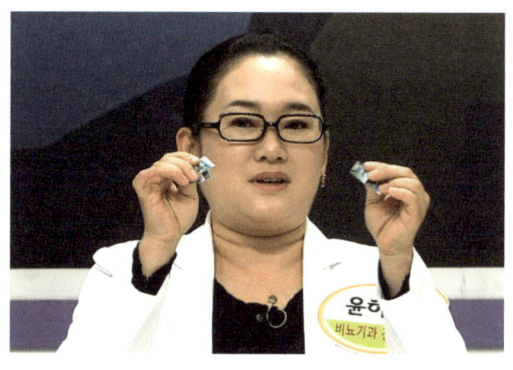

3. 다음 날 아침 우표의 이음새 점선이 뜯어져 있으면 정상, 그렇지 않으면 기질적 원인으로 인한 발기부전일 수 있으니 전문의와 상의가 필요하다.

부부 금슬 좋아지는 성 건강 프로젝트

그것이 궁금하다, 성 건강 Q&A!

Q. 음주 후 실패한 부부관계도 발기부전인가?

A. 스트레스를 받거나 음주 후 일시적으로 발기부전이 나타나는 것은 당연한 현상이다. 의학적으로 발기부전은 발기 지속 시간과 강직도를 기준으로 판단하는데, 대개 관계 시 스스로 혹은 상대방이 원하는 만큼 시간과 강직도를 유지하지 못해 원만한 성생활이 불가능한 상태가 3개월 이상 지속되면 발기부전으로 진단한다.

Q. 약해진 소변줄기도 건강의 이상신호인가?

A. 흔히 소변줄기가 약해졌다고 이야기하는 소변의 세기 변화는 전립선비대증으로 인해 나타날 수 있으며 성기능과도 관련이 있다. 전립선비대증은 남성호르몬의 변화로 인해 요도 주위 전립선이 커지는 증상으로, 주로 40대 이후 남성들에게 나타나며 발기부전, 사정장애 등 성기능 문제를 일으킬 수 있다.

Q. 정상적인 부부관계 횟수나 시간은 어느 정도인가?

A. 우선 부부관계에 있어 적당한 시간, 횟수라는 것은 존재하지 않는다. 부부가 서로 만족하는 것이 가장 중요하다. 다만 세계의 평균적인 부부관계 시간은 약 7분으로 알려져 있다. 그러나 평균적으로 여성이 만족감을 느끼는 데 필요한 시간은 약 21분인 데 반해 남성은 단 3분이 소요된다. 따라서 부부관계를 유지하는 절대적인 시간보다는 서로가 만족감을 느끼는 데 소요되는 시간의 간극을 줄이는 것이 중요하다.

'만병의 예방 백신'
성 건강 강화운동

스코틀랜드 로열에든버러 연구팀이 성인남녀 3500명을 대상으로 조사한 결과 주 3회 이상 성생활을 하는 경우 남녀 모두 평균 신체 나이가 10년 이상 젊어지는 것으로 밝혀졌다. 또한 건강한 부부생활로 유지되는 행복한 결혼생활은 연봉 1억 원의 경제가치를 갖는다는 연구결과도 있다. 성 건강뿐 아니라 전신건강을 위해 부부가 함께 하면 좋은 성 건강 강화운동을 소개한다.

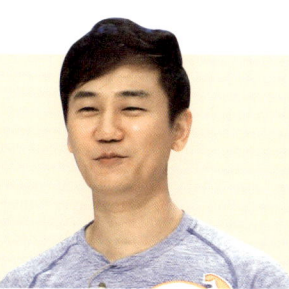

몸신 이기성 스포츠 트레이너/체형관리 트레이닝 전문가
성 건강을 위해 부부가 함께 하면 좋은 허리 근력과 허벅지 근력 강화운동을 소개해 많은 화제를 낳았다. 여기 소개한 운동은 모두 근력 강화에 효과적인 운동으로 성 건강뿐 아니라 일상생활에도 큰 도움이 된다.

ACTION 1 허리 근력 키워주는 5분 어금니 양치질

성 건강에 가장 중요한 요소가 바로 허리 근력이다. 나이가 들수록 우리 몸의 근력은 해마다 떨어지는데 허리 근력을 집에서 간단히 키울 수 있는 재미있는 운동법이 있다. 바로 5분 어금니 양치질!

양치질만으로 허리 근력이 강화된다니 믿을 수 없어하는 몸신 가족들과 방청단의 불신 속에 5분 양치질 허리 근력 실험이 시작됐다. 그리고 모두를 깜짝 놀라게 할 정도의 실험결과를 통해 방송 이후 큰 화제가 되기도 했다. 방법은 간단하다. 5분간 어금니를 중심으로 양치질을 하면 끝! 특별한 치약도, 별스러운 칫솔도 필요 없다. 그저 5분간 어금니만을 집중적으로 양치질하라. 당신의 허리 근력이 몰라보게 탄탄해지는 체험을 하게 될 것이다.

실제 몸신 가족들이 스튜디오에서 직접 5분 어금니 양치질 실험을 시작했다. 양치질 시작 전, 자신이 들 수 없는 역기의 무게를 측정하고 기계로 허리 근력도 측정했다. 그리고 5분 어금니 양치질을 한 후 들 수 없었던 역기를 다시 들어보고 기계측정으로 전후 근력 차이를 비교한 결과 놀라운 일이 벌어졌다.

염경환, 서현정 부부의 5분 어금니 양치질 모습

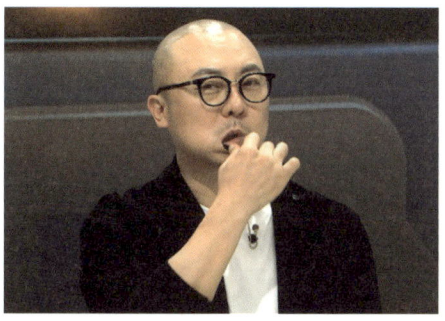 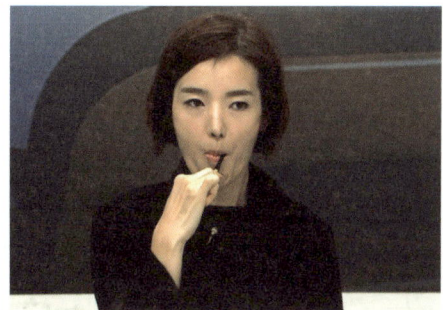

▶ 염경환의 5분 어금니 양치질 전후 허리 근력 비교

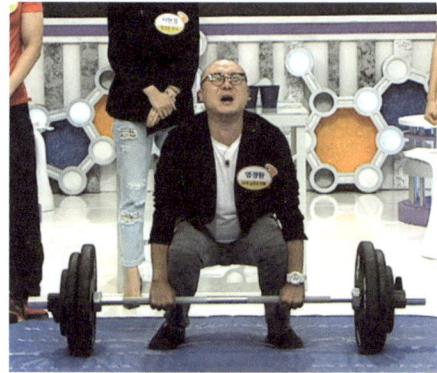 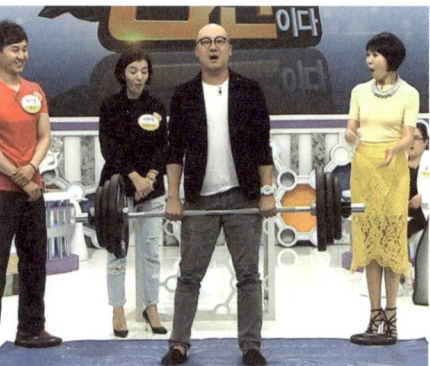

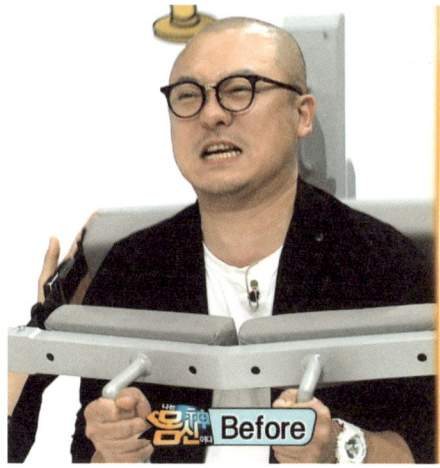 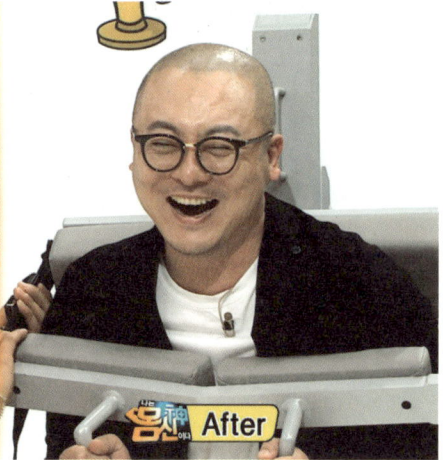

부부 금슬 좋아지는 성 건강 프로젝트

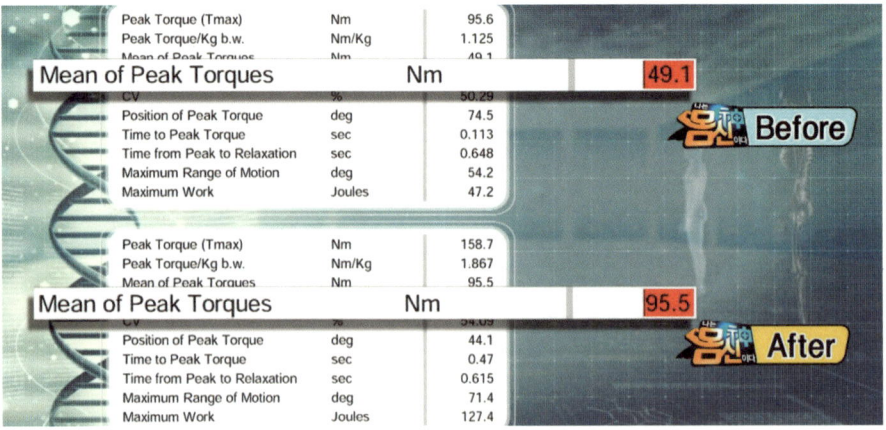

개그맨 염경환은 양치질 전에는 전혀 들지 못했던 95kg의 역기를 거뜬히 들어올린 후 105kg까지 성공했다. 양치질로 허리 근력이 달라질 수 있느냐며 가장 의심스러워하던 염경환은 꿈쩍도 않던 역기가 양치질 후 너무 쉽게 들리는 느낌을 받았다며 놀라움을 금치 못했다. 염경환의 허리 근력을 기계로 측정한 결과 양치질 전 49.1뉴턴미터(Nm)에서 양치질 후 95.5뉴턴미터로 허리 근력이 크게 강화된 사실을 확인했다. 1뉴턴미터는 약 100g의 무게를 들 수 있는 정도의 힘을 의미한다.

서현정의 5분 어금니 양치질 전후 허리 근력 비교

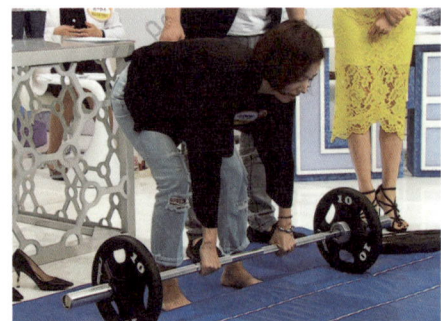
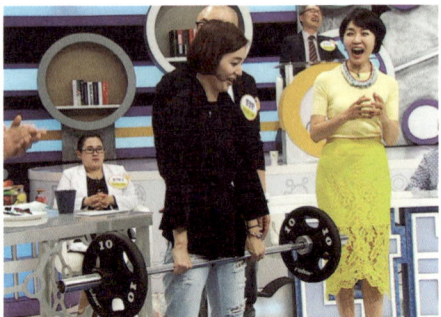

염경환의 아내 서현정 역시 35kg의 역기를 들어올리며 5분 어금니 양치질이 남녀 모두에게 효과가 있음을 증명해 보였다.

5분 어금니 양치질의 허리 근력 강화 원리

어금니 양치질과 허리 근력은 어떤 연관성이 있는 것일까. 우리 몸의 신경과 근막은 머리끝부터 발끝까지 연결돼 있다. 어금니 부분의 신경은 목뼈 1번과 머리뼈 사이 신경과 연결돼 척추신경을 타고 허리까지 이어지고 음식물을 씹는 데 사용하는 저작근도 턱과 목 근육을 통해 척추근막으로 이어진다. 이 때문에 어금니를 자극하면 연결된 신경과 근막을 따라 허리 근력이 강화되는 효과가 나타나는 것이다.

척추신경을 따라 허리까지 이어지는 어금니 부분의 신경

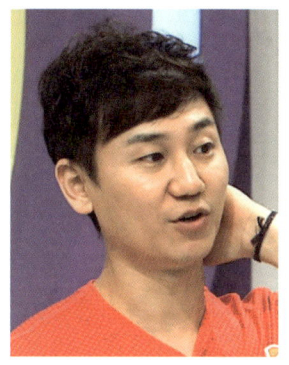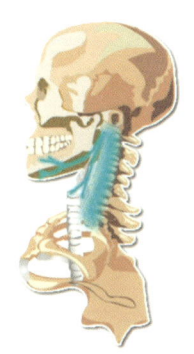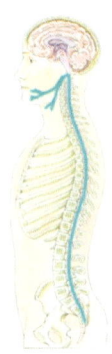

턱과 목 근육을 따라 척추근막으로 연결되는 어금니의 저작근

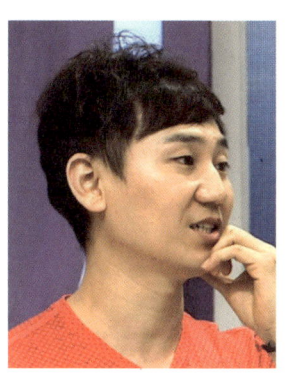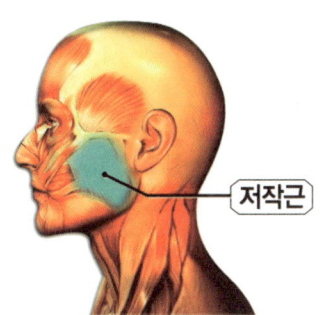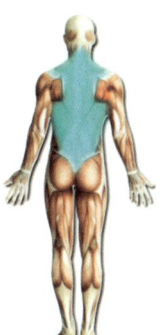

| ACTION 2 | 허벅지 근력 키워주는 골반 튕기기 |

허리 근력과 함께 성 건강 강화를 위해 중요한 것이 바로 허벅지 근력이다. 우리 몸의 근육 70%는 하체에 집중돼 있고, 그중 큰 비중을 차지하는 것이 허벅지 근육인데, 나이가 들면 허벅지 근육이 빠르게 소실되면서 노화형 체형으로 바뀐다. 배가 나오고 팔다리는 가늘어지는 소위 ET 체형이 되는 것이다. 실제 허벅지 굵기가 10cm 줄어들 때마다 당뇨병 발병위험은 10% 증가하고 허벅지 둘레가 60cm 이하인 사람은 그렇지 않은 사람보다 심장병이나 사망 위험이 2배 높아진다는 연구결과가 있을 정도다. 성 건강뿐 아니라 전신건강을 위해서라도 허벅지 근력을 키우는 골반 튕기기 운동을 시작해보자.

1. 다리를 어깨너비보다 넓게 벌리고 선다. 이때 발끝은 바깥을 향하도록 한다.

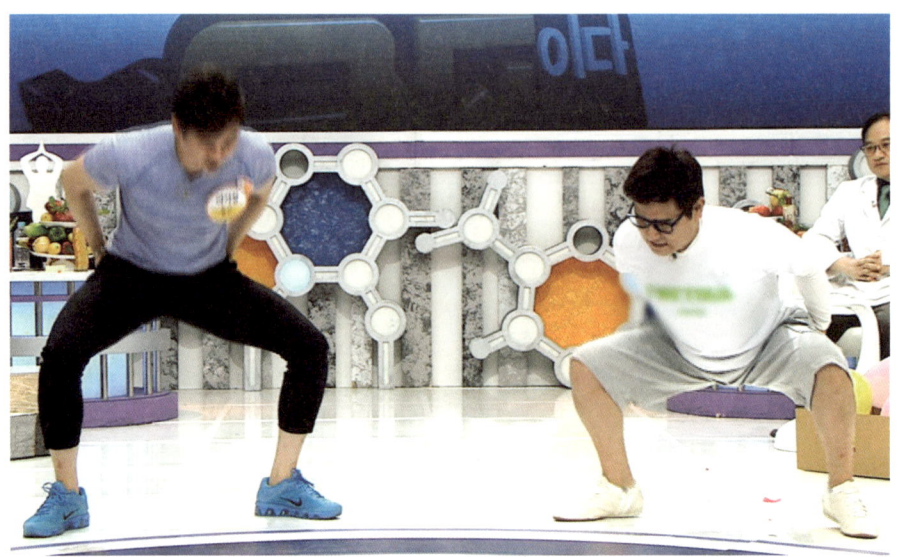

2. 엉덩이를 뒤로 빼고 양손은 엉덩이에 댄 채 상체를 앞으로 숙이고 앉는다.

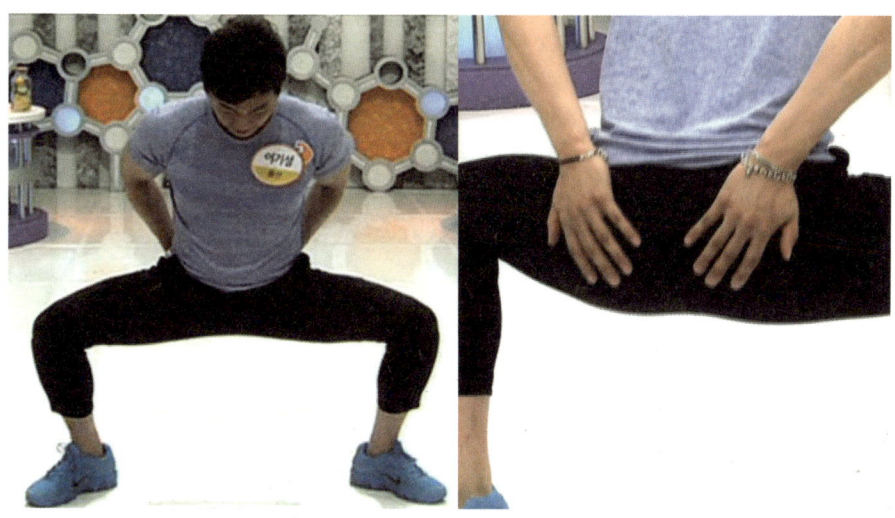

3. 발뒤꿈치를 까치발 서듯 들었다가 내린 후

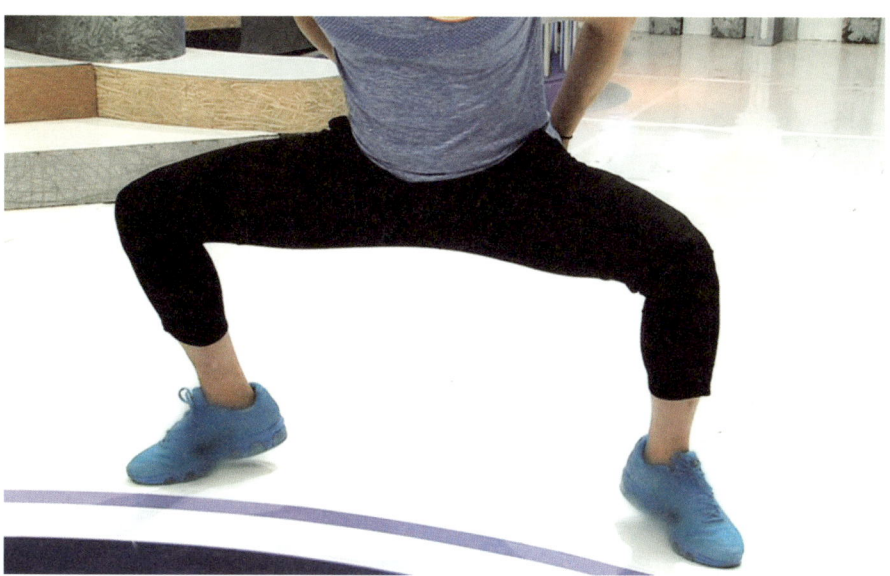

4. 항문을 조이듯 엉덩이에 힘을 주면서 골반을 앞으로 튕기듯 일어난다.

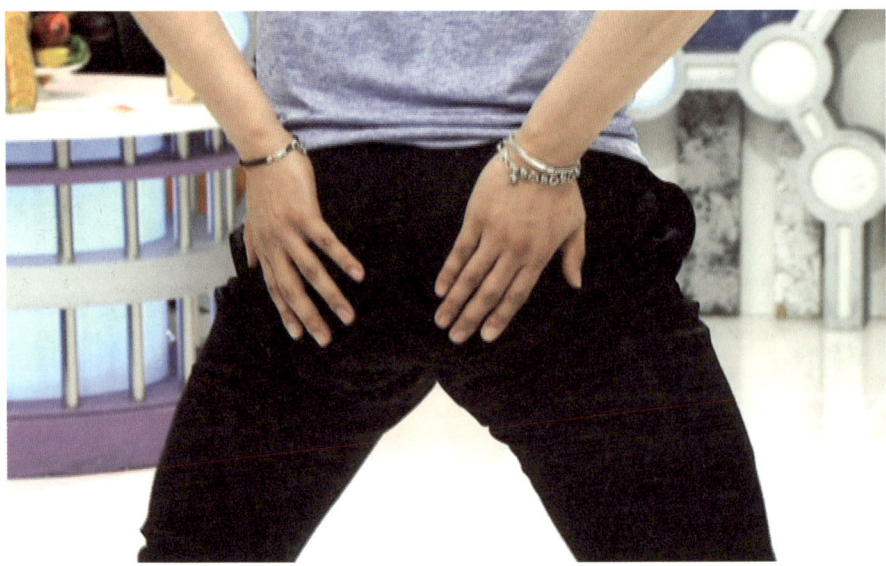

5. 이 동작을 총 15회 반복한다.

TIP   1. 앉았다 일어날 때 항문을 조이듯 엉덩이에 힘을 주면서 골반을 튕겨주는 것이 포인트.
      2. 엉덩이에 손을 대면 엉덩이에 힘이 들어가는 것을 직접 느낄 수 있다.

몸신 가족들이 골반 튕기기 운동의 효과를 직접 체험했다. 운동 전후 허벅지 조이는 힘을 기계로 측정해 변화를 보는 것은 물론 풍선 터뜨리기에도 어떤 차이가 있는지 확인했다.

▶ 몸신 가족 변우민의 골반 튕기기 운동 전후 허벅지 근력 비교

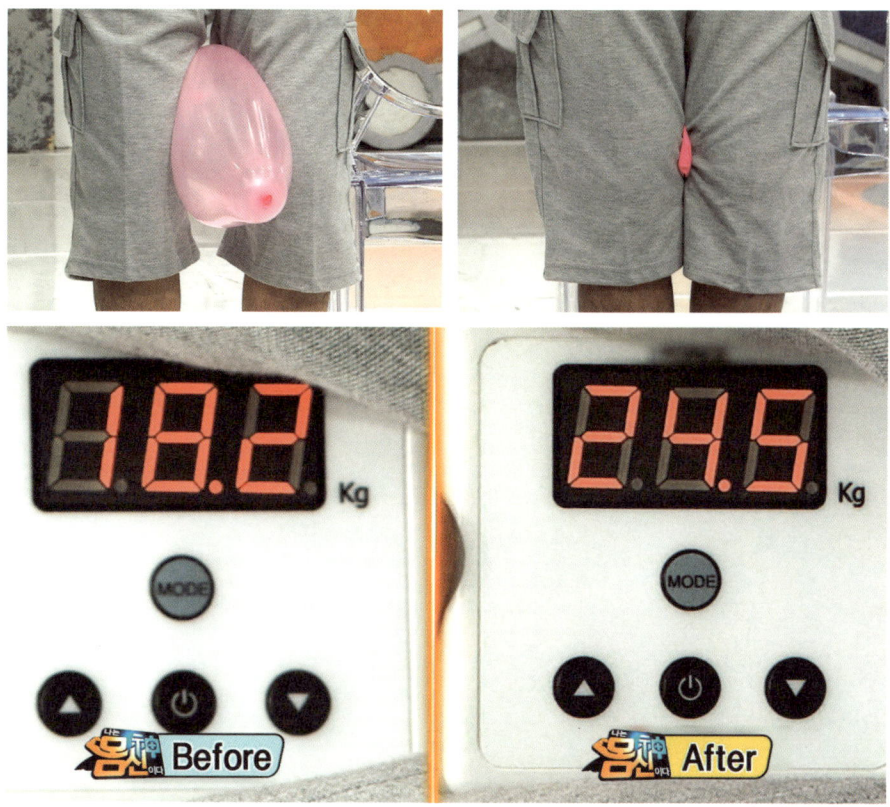

골반 튕기기 운동 전에는 허벅지로 풍선을 하나도 터뜨리지 못했던 변우민은 운동 후에 허벅지가 후들거린다며 더욱 자신 없어 했으나 큰 풍선 하나에 작은 풍선 두 개까지 3회 연속 풍선 터뜨리기에 성공했다. 허벅지 조이는 힘을 기기로 측정한 결과도 확연한 변화를 나타냈다. 운동 전 18.2kg을 조이던 힘에서 24.5kg을 조이는 힘으로 무려 6.3kg이나 근력이 강화돼 있었다.

골반 튕기기의 성 건강 강화 원리와 효과

골반 튕기기 운동에 사용되는 근육은 허벅지와 엉덩이, 항문 주변 괄약근으로 성 기능 향상에 도움이 되는 근력이다.

① 엉덩이가 바닥과 평행이 되도록 앉을 때와 발뒤꿈치를 들었다 내릴 때 사용되는 근육은 허벅지 내전근으로 허벅지의 조이는 힘과 버티는 힘을 모두 강화한다.

② 골반을 앞으로 튕기면서 일어날 때는 엉덩이와 괄약근, 괄약근을 감싸는 골반기저근 등이 모두 사용된다.

특히 괄약근과 골반을 받쳐주는 골반기저근은 케겔운동에 사용되는 근육으로 골반기저근을 강화하면 성기 주변의 혈액순환이 원활해져 성 기능 향상에 효과적이다. 무엇보다 골반기저근은 골반의 안정성을 보강해주는 근육으로 전신 밸런스 유지는 물론 갱년기 요실금 예방을 위해서도 반드시 강화해야 하는 근육이다.

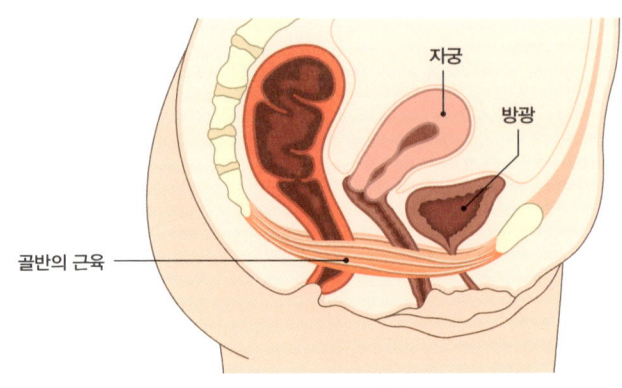

골반기저근

몸신 주치의의 PLUS TIP
부부관계 아찔하게 만드는 행동 BEST

나도 모르게 한 행동이 성 건강 수명을 확 줄인다? 몸신 주치의 윤하나 교수가 건강한 부부생활을 위해 반드시 지켜야 할 수칙을 소개한다.

사이클이 성기능 장애의 원인?

건강에 좋다고 알려진 자전거 타기가 성기능 장애를 유발할 수 있다. 장시간 자전거를 타게 되면 딱딱한 안장에 오랫동안 회음부가 밀착되는데, 이때 몸의 무게 때문에 회음부 주변 혈관이 막혀 혈액순환이 제대로 되지 않는다. 이로 인해 오랜 기간에 걸쳐 장시간 자전거를 탈 경우 남성들은 발기부전, 여성들은 성기능 장애의 위험이 높아질 수 있다. 때문에 성 건강을 지키기 위해서라도 지나치게 오랜 시간 자전거를 타지 않도록 주의하고, 무엇보다도 가운데가 옴폭 파인 전립선 보호 안장을 선택하는 것이 좋다.

침대로의 직행 노선은 금물

사람의 손과 입에는 우리 눈엔 보이지 않는 세균이 많다. 때문에 여성은 성관계 후 질염에 걸릴 확률이 높은데 중요한 것은 이 질염을 일으킨 균이 방광이나 신장까지 올라가 방광염, 신장염까지 유발할 수 있다는 것이다. 따라서 부부생활 전에 반드시 샤워를 하고 올바른 위생 상태를 유지하는 것이 좋다.

몸신건강법 4

'내 몸의 엑스레이' 발 건강 진단법

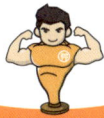

몸의 이상 신호,
발만 봐도 알 수 있다!

'몸 밖으로 나와 있는 뇌', '제2의 심장', '내 몸의 뿌리' 등 다양한 수식어를 가지고 있는 신체 부위는 바로 '발'이다. 52개의 뼈와 60개의 관절, 216개의 인대를 비롯해 수많은 혈관으로 이루어진 발은 단순히 걷고 뛰는 역할뿐 아니라 우리 몸의 각종 이상신호를 알려주는 엑스레이 역할을 한다.

굳은살 위치와 발등의 맥박, 발의 색깔, 부종 여부 등 발 모양만으로도 관절염, 디스크 등 각종 통증질환의 위험도는 물론 혈액순환 상태까지 파악할 수 있다. 실제 갈라지고 거칠어진 발뒤꿈치는 피부가 건조해서 생기기도 하지만, 심장에서 가장 먼 위치의 발까지 혈액순환이 제대로 되지 않는 경우가 있다.

이제 양말을 벗고 자신의 발을 보라. 그리고 내 몸의 이상신호를 체크해보자.

제2의 심장, 발 건강 자가진단법

발은 심장으로부터 가장 먼 위치에 있다. 이 때문에 심장에서 동맥을 타고 내려온 혈액이 발에서 다시 정맥을 타고 심장으로 들어가는데 발 부위에서 혈액을 힘차게 밀어올리지 못하면 혈액이 다리 위로 잘 올라가지 못하는 현상이 일어난다. 한마디로 발은 혈액순환의 중간 기착지가 되는 셈이다. 이 때문에 우리 몸에 동맥경화가 있거나 혈액순환 장애가 있다면 가장 먼저 발이 신호를 보낸다.

굳은살과 각질 체크하기

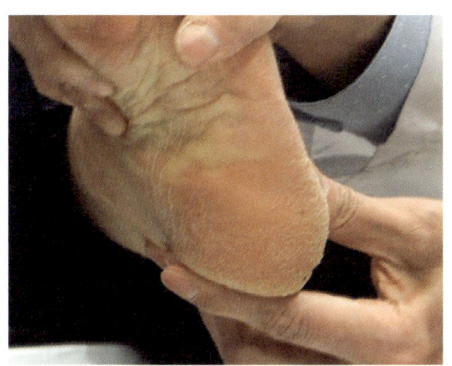

발뒤꿈치 굳은살과 각질은 혈액순환이 잘 안 될 경우 생기기 쉽다. 혈액순환에 문제가 생기기 쉬운 갱년기 여성들에게 주로 나타나는 증상이다.

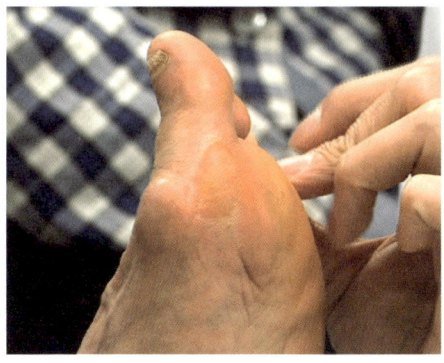

엄지발가락 아래쪽의 굳은살은 체중이 앞쪽으로 과도하게 쏠리면서 생기는 현상으로, 주로 하이힐을 신는 여성들에게서 많이 발견된다.

발등의 맥박 측정하기

발등의 맥박수를 측정하면 심장에서 나온 혈액이 발로 내려와 순환이 잘 일어나는지 확인할 수 있다. 발등의 맥박수는 팔목의 맥박수와 동일하지만 맥박의 세기는 팔목보다 1~1.2배 정도 강해야 한다. 발이 심장에서 보다 아래쪽에 위치하기 때문에 압력이 더 높아지는 것이다. 만약 발등의 맥박이 너무 약하거나 쉽게 잡히지 않는다면 혈액순환에 문제가 있다는 신호로 봐야 한다.

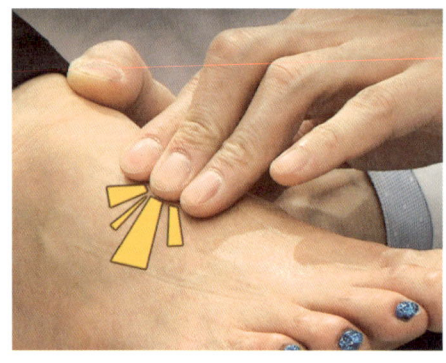

발등의 맥박은 발등에서 가장 높은 정중앙 부위로부터 양옆으로 1~2cm 떨어진 위치에서 잰다.

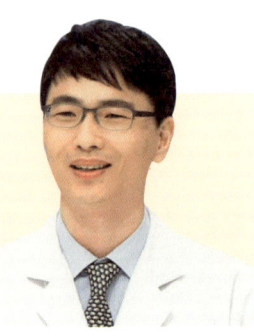

몸신 주치의 김진수 을지병원 족부족관절정형외과 전문의

족부관절 질환과 발목 불안정성 연구 분야의 전문의. 7만 명 이상의 환자를 치료한 임상경험을 바탕으로 대한농구협회 의무이사, 평창 동계올림픽 의무전문위원을 맡고 있다.

발바닥 색깔 비교해보기

낯빛으로 건강상태를 확인할 수 있는 것처럼 발바닥 색깔로도 건강의 이상 신호를 감지할 수 있다.

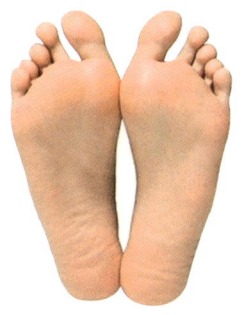

- 발바닥에 적당히 혈색이 돌아 선홍빛을 띠면 건강한 발이다.

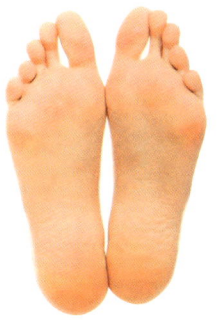

- 발바닥이 누르스름하면 빈혈일 가능성이 높다.

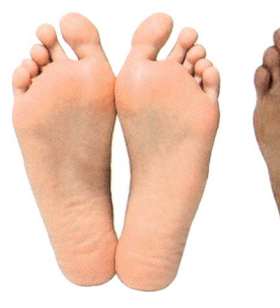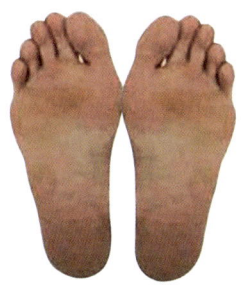

- 발바닥이 검붉은색을 띠면 심장질환 등 혈관질환을 의심해야 한다.

발 모양 확인하기

발은 전신의 체중을 버티면서 걸을 때 받는 충격을 쿠션처럼 흡수해 몸에 무리가 가지 않도록 하는 완충역할을 한다. 발이 이 쿠션 역할을 제대로 해주지 못하면 발이 지면에 닿을 때마다 충격이 고스란히 무릎과 허리, 척추로 전달돼 관절염과 디스크 등 각종 통증질환을 유발하게 된다.

발이 쿠션 역할을 제대로 해내기 위해서는 발바닥 가운데 옴폭 파인 아치형 모양이 중요하다. 이 아치가 적당한 높이를 유지해야 체중이 분산되기 때문이다. 아치가 너무 낮은 평발은 체중 분산에 실패해 무릎 안쪽에 통증을 유발할 수 있고 통증을 줄이려는 걸음걸이로 인해 골반이 틀어지면서 척추가 지그재그 형태로 바뀌기 쉽다. 이렇게 되면 퇴행성관절염이나 디스크질환에 취약한 몸이 된다.

건강한 발과 평발 비교

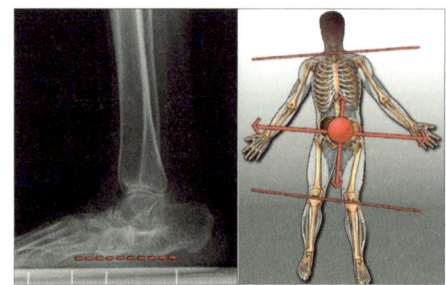
평발

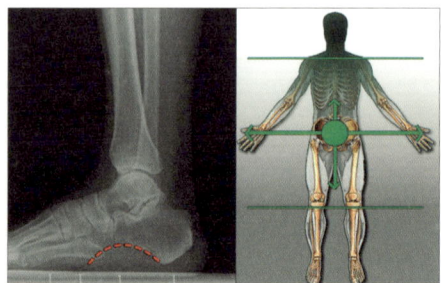
건강한 발

족부정형학회에서는 엑스레이로 발의 측면을 촬영했을 때 아치가 지면에서 1~1.5cm 높이에 위치하면 건강한 발, 이보다 낮으면 평발, 이보다 높으면 요족형 발로 진단한다. 아치가 정상보다 낮거나 높으면 관절에 무리를 가해 통증을 유발할 수 있다.

발바닥 아치 자가진단하기

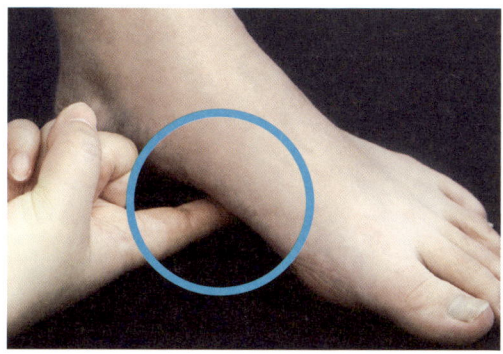

1. 검지를 아치 부분에 밀어 넣었을 때 한 마디에서 두 마디 정도 들어가면 건강한 발.

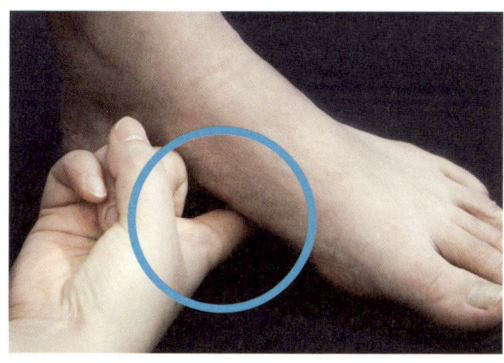

2. 검지를 아치 부분에 밀어 넣었을 때 두 마디 이상 들어가면 요족형 발.

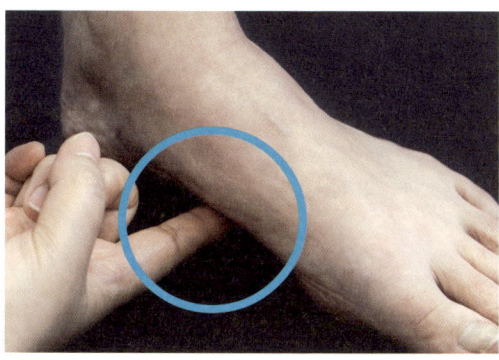

3. 검지를 아치 부분에 밀어 넣었을 때 한 마디도 들어가지 않으면 평발.

| ACTION | 무너진 아치 살리는 발 마사지 |

1. 내용물이 들어 있는 캔(음료)을 바닥에 놓고 양말 벗은 상태로 발을 올린다.

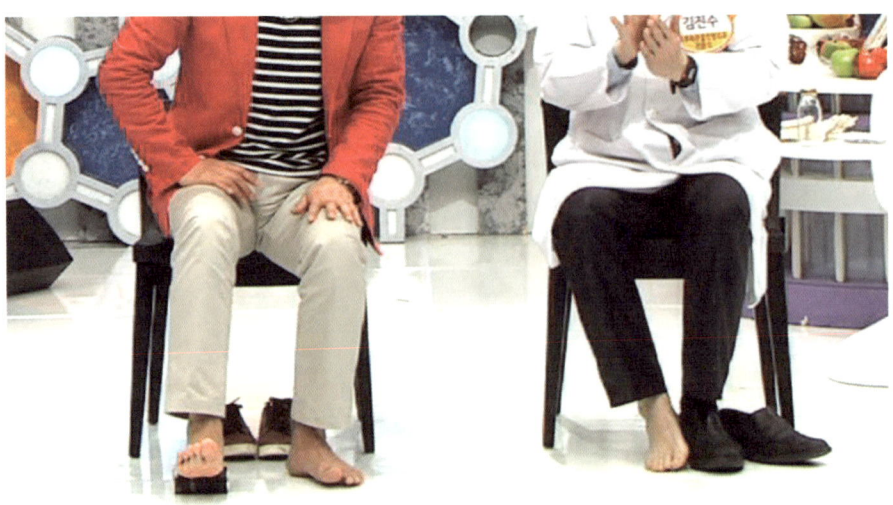

2. 맨발로 캔을 굴린다. 발로 캔을 앞으로 밀면서 발가락을 들었다가 뒤로 굴리면서 발가락을 구부려준다. 매일 5분씩 3회 정도 하는 것이 좋다.

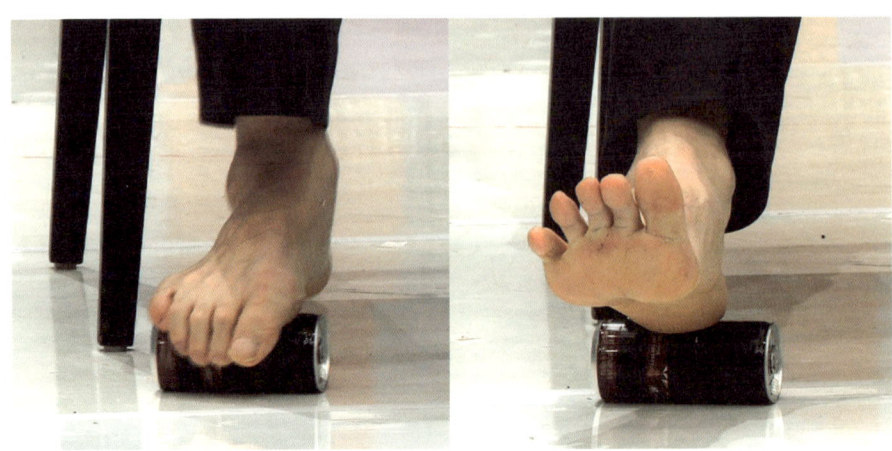

아치 무너뜨리는 신발

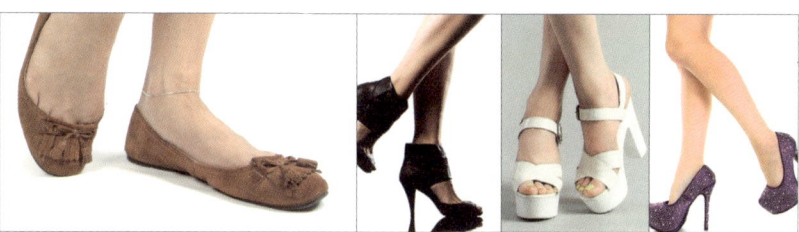

바닥에 쿠션이 없는 납작한 플랫슈즈는 아치를 무너뜨려 평발을 가속화한다. 반면 볼이 좁고 체중이 발바닥 앞쪽에만 쏠리는 하이힐을 장기간 신을 경우 발등이 솟으면서 아치가 과도하게 높아지는 요족형 발의 원인이 된다. 이 경우 지면에 닿는 발바닥 면적이 좁아져 통증이 생기기 쉽다.

발 건강 지키는
박박 숟가락 건강법

숟가락 하나로 통증을 해결한다? 믿을 수 없지만 가능한 이야기다. 실제 몸신은 스튜디오에 등장하면서부터 숟가락으로 몸신 가족들과 방청단의 발바닥을 긁어 허리를 유연하게 만드는가 하면 오십견과 변비 증상을 그 자리에서 해소하는 등 효과를 입증해 보였다. 이는 중국에서 시작된 발반사요법을 이용한 치료법으로 신체 각 기관에 해당하는 발바닥 부위를 자극해 직접 그 부위를 자극한 것과 같은 효과를 얻는 원리라고 할 수 있다.

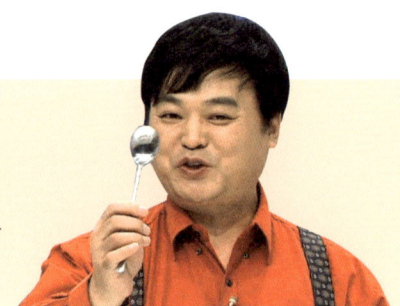

몸신 전대박 발 건강법 연구가
중국에서 발반사요법을 공부하고 이후 10년 가까이
발 건강법을 연구해오고 있으며 누구나 쉽게 따라 할 수 있는
숟가락 건강법을 개발해 전파하고 있다.

ACTION 1　허리 유연성은 높이고 통증은 완화하는 박박 숟가락 건강법

박박 숟가락 건강법의 원칙은 하나! 통증이 있는 부위의 해당 혈자리를 찾아 누르지 긁듯 숟가락으로 박박 문질러주면 된다. 정확한 위치가 아니어도 혈자리 주변을 전반적으로 자극하기만 하면 같은 효과를 볼 수 있다.

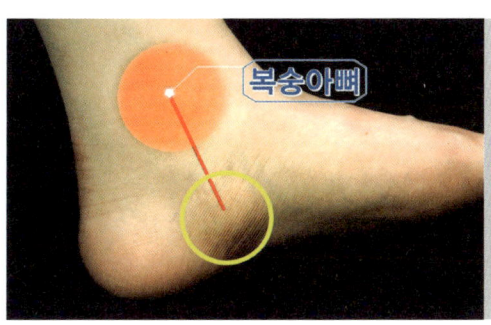

허리에 해당하는 혈자리
허리에 해당하는 혈자리는 발목 안쪽 복숭아뼈 아래 볼록하게 솟은 부분이다.

발반사요법이란?

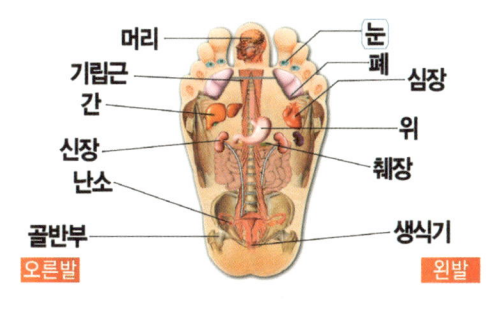

발 속 인체구성도

중국 왕실에서 기록한 『황제내경』의 관지법에서 유래된 것으로, 서양에서는 20세기 초 미국의 의사 윌리엄 피츠제럴드가 발반사요법이라는 용어를 사용한 후 1935년경부터 물리치료사들에 의해 널리 응용되기 시작했다. 전신의 오장육부는 물론 인체 각 기관의 반사지점이 발에 모여 있어 발의 혈자리를 자극하면 그에 대응하는 신체 부위에 혈액순환이 되고 신경을 자극해 통증이 개선되며 해당 부위가 건강해진다는 원리를 담고 있다.

숟가락으로 허리 혈자리 자극하기

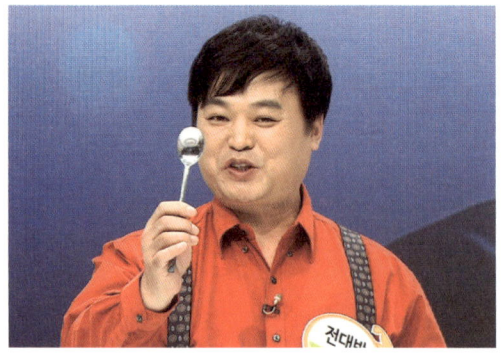

1. 집에서 흔히 사용하는 쇠숟가락을 준비한다.

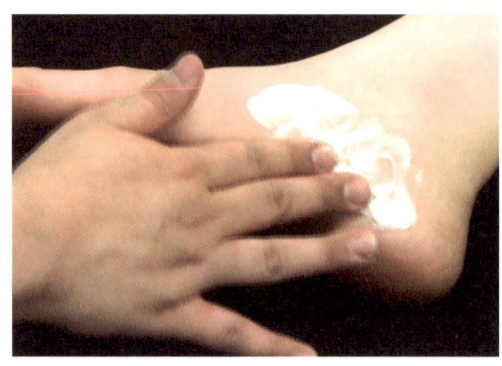

2. 발에 크림을 바른다. 크림은 발 전용이 아니어도 괜찮고 오일을 사용해도 된다.

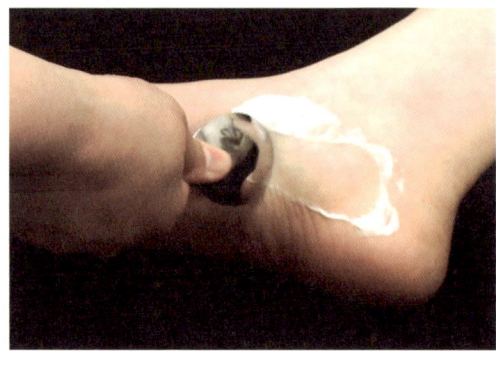

3. 숟가락으로 혈자리를 긁는다. 한쪽 발에 2~3분씩 허리에 해당하는 혈자리를 숟가락으로 긁어 자극한다.

TIP 1. 발바닥 자극 시 통증이 느껴지면 혈자리에 해당하는 부위의 건강이 좋지 않다는 뜻이다. 이때 반복해서 긁어주면 통증이 조금씩 감소하는 효과가 나타난다.

2. 박박 숟가락 건강법은 피부에 자극이 될 수 있으므로 마사지 전, 반드시 발 전체에 크림이나 오일을 발라주는 것이 좋다.

▶ 방청단 최윤정 주부의 박박 숟가락 건강법 전후 허리 유연성 비교

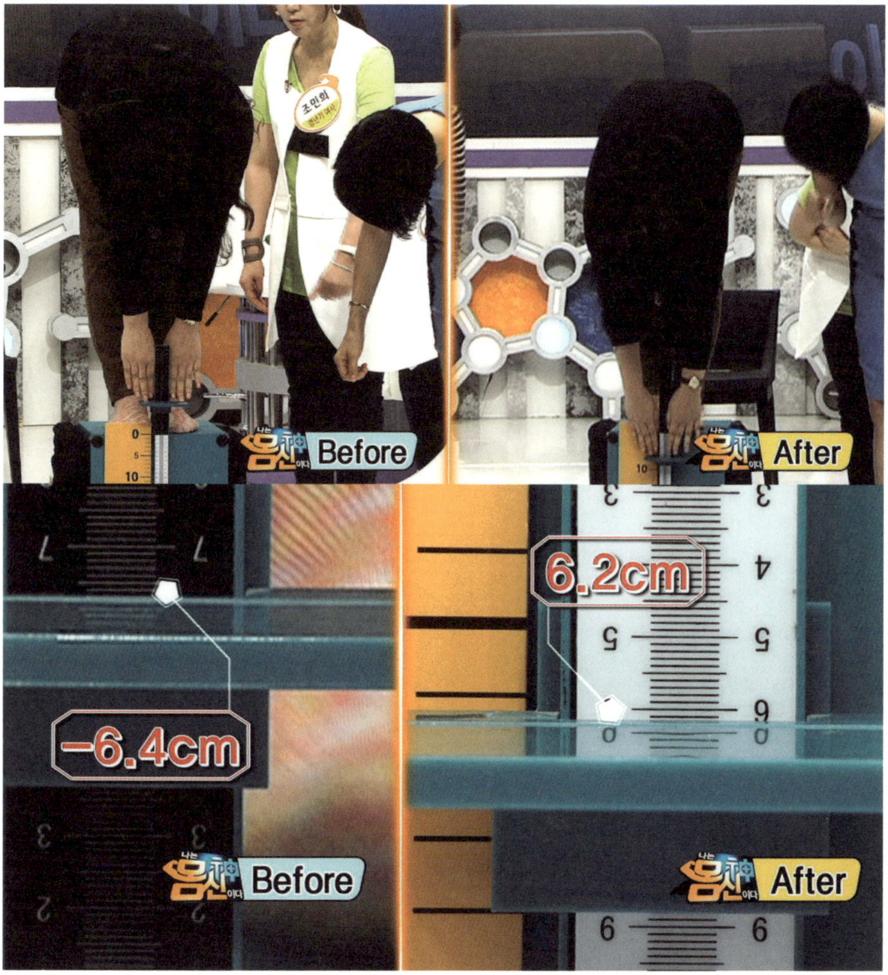

즉석에서 체험자로 나선 최윤정 주부의 경우 허리 유연성이 무려 12.6cm나 증가해 놀라움을 안겼다. 평소 허리를 굽힐 때마다 허리와 발바닥에 통증이 있었으나 박박 숟가락 건강법 후 크게 완화됐다고 한다.

▶ 몸신 가족 변우민과 조민희의 박박 숟가락 건강법 전후 허리 유연성 비교

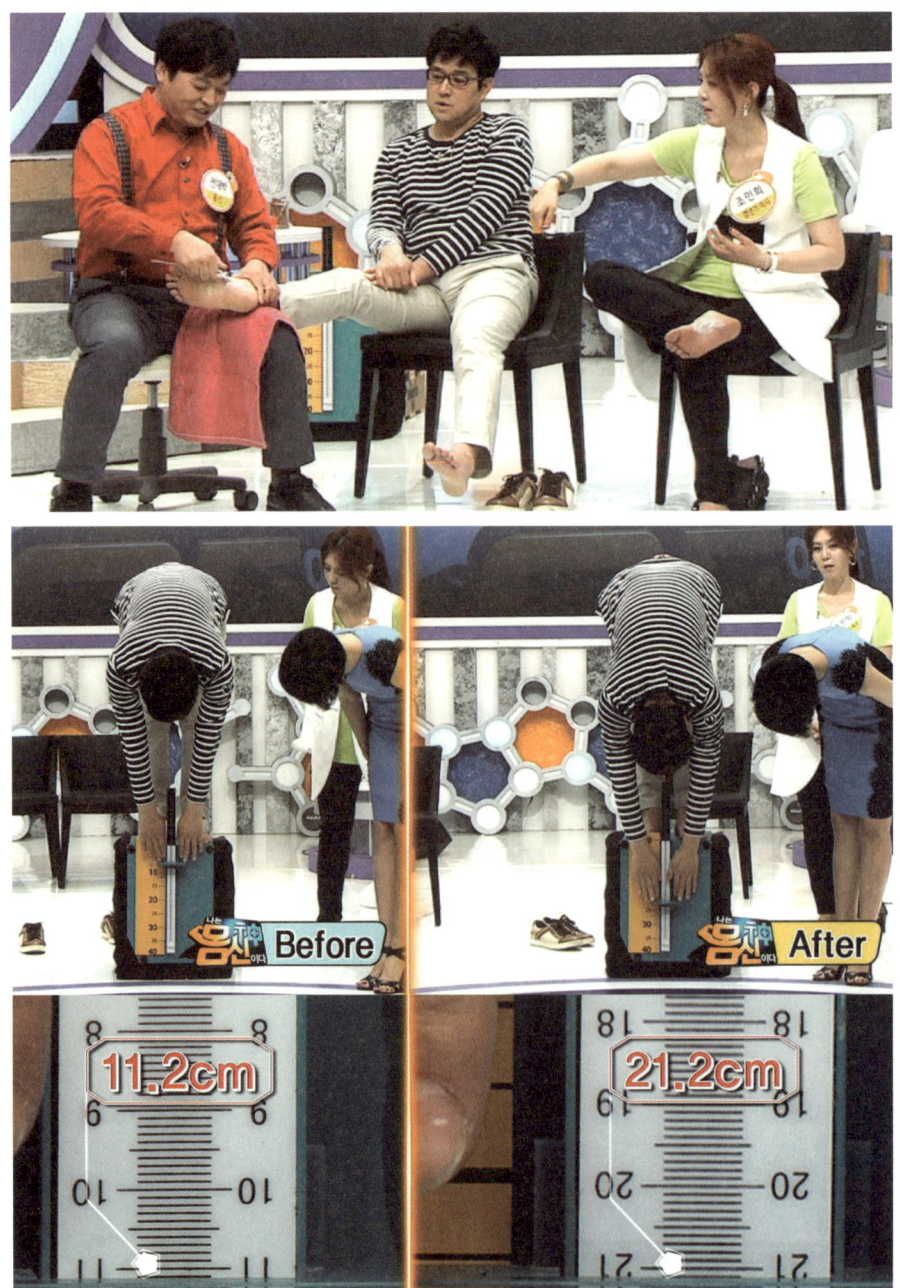

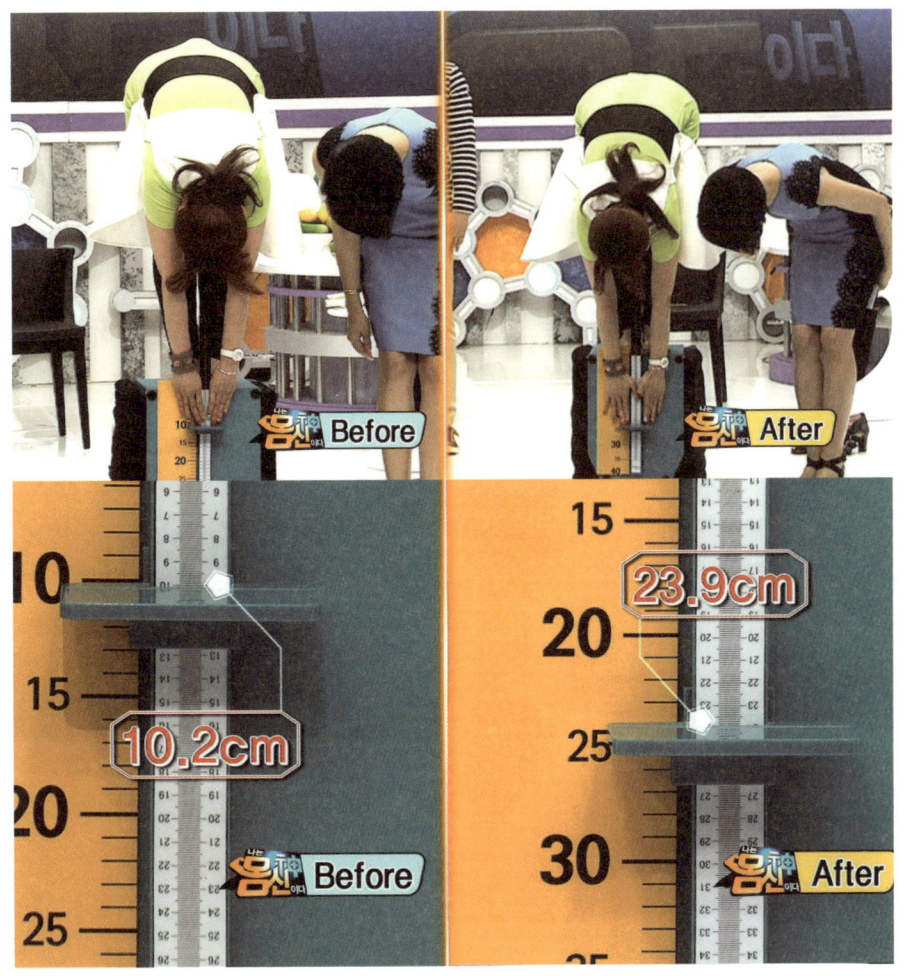

박박 숟가락 건강법 체험 후 변우민은 허리 유연성이 11.2cm에서 21.2cm로, 조민희는 10.2cm에서 23.9cm로 증가했다.

ACTION 2 　각 부위 통증 잡는 박박 숟가락 건강법

오십견과 어깨 통증

팔을 올리기도 힘든 오십견과 견갑골 주변의 뻐근하고 묵직한 통증 등 어깨 통증 역시 발바닥의 어깨 혈자리를 자극하면 통증이 완화된다. 어깨 통증의 원인은 어깨 자체에 있을 수도 있고 흔히 날개뼈라 불리는 견갑골 주변 근육이 뭉쳐서 생길 수도 있으므로 두 군데 혈자리를 모두 자극하는 것이 좋다. 혈자리 주변에 크림을 바르고 숟가락으로 위에서 아래 방향으로 10분간 박박 긁어주면 된다.

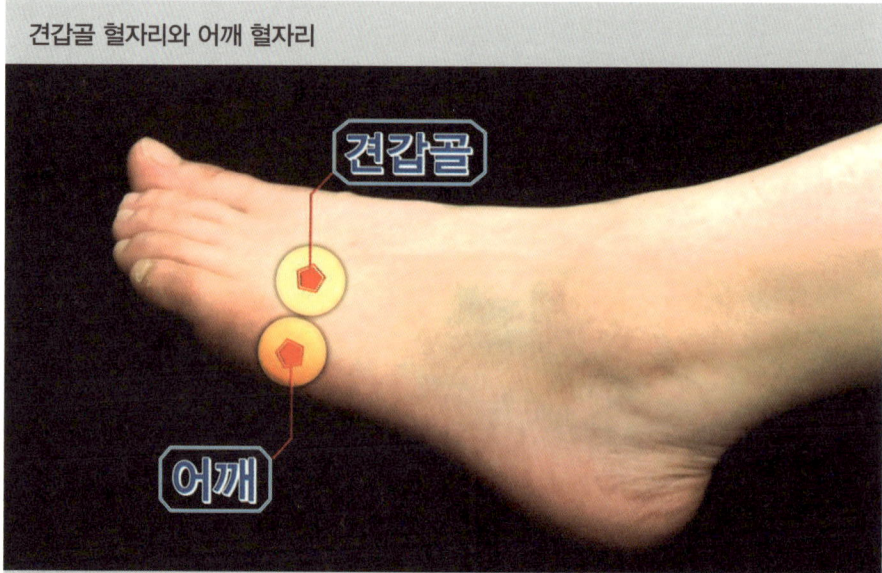

견갑골 혈자리와 어깨 혈자리

견갑골 혈자리는 새끼발가락이 갈라지는 곳에서 2cm 정도 아래 발등 쪽에 있고 어깨 혈자리는 견갑골 혈자리 옆 발모서리 쪽에 있다. 견갑골은 양쪽 등 위에 삼각형 모양으로 형성된 뼈로 몸통과 팔을 연결하면서 팔을 가슴 쪽으로 안정적으로 잡아당기는 역할을 한다. 이 부위 주변의 근육이 뭉치면 어깨 통증이 생길 수 있다.

무릎 통증

퇴행성관절염을 비롯해 무릎이 쑤시는 통증에는 무릎 혈자리를 자극한다. 역시 크림을 바르고 숟가락으로 10분간 해당 자리를 긁어주면 된다.

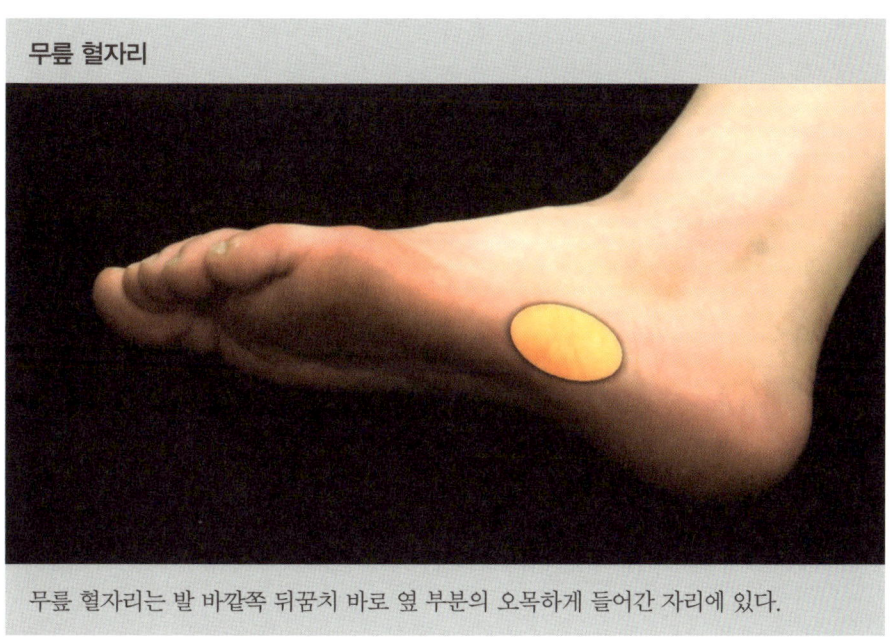

무릎 혈자리

무릎 혈자리는 발 바깥쪽 뒤꿈치 바로 옆 부분의 오목하게 들어간 자리에 있다.

▶ 방청단 진순덕 주부의 박박 숟가락 건강법 전후 어깨 통증 비교

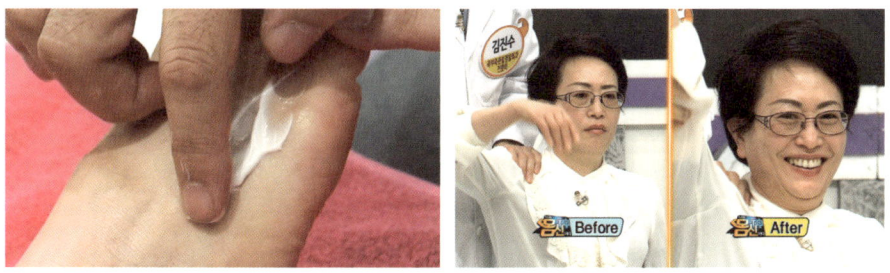

오십견으로 팔을 위로 올리지도 못하던 진순덕 주부는 10분간의 박박 숟가락 건강법 후 통증완화는 물론 팔을 위로 들어올리는 동작도 가능해졌다.

목 통증

목 디스크나 거북목, 일자목 등으로 인해 목을 숙이거나 뒤로 젖힐 때 혹은 돌릴 때 목 주변에 통증이 느껴진다면 발바닥에서 목 부위에 해당되는 혈자리를 숟가락으로 긁어주면 된다. 목 주변 근육이 풀리면서 통증 개선과 함께 목 움직임이 훨씬 부드러워지는 것을 경험할 수 있다.

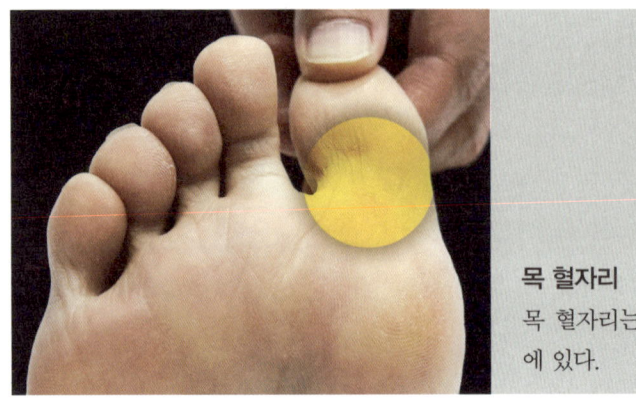

목 혈자리
목 혈자리는 엄지발가락 마디 부분에 있다.

ACTION 3 묵은 변비 속 시원히 해결하는 박박 숟가락 건강법

신호는 오는데 화장실만 가면 함흥차사가 따로 없는 변비. 변비를 개선하는 발바닥 혈자리는 대장 혈자리로 변이 통과하는 방향대로 상행결장→횡행결장→하행결장 순으로 자극하면 대장의 운동성이 높아진다. 발바닥의 해당 혈자리를 10분간 숟가락으로 박박 문지른 다음 미지근한 물을 한 컵 마시면 쾌변에 성공할 수 있다.

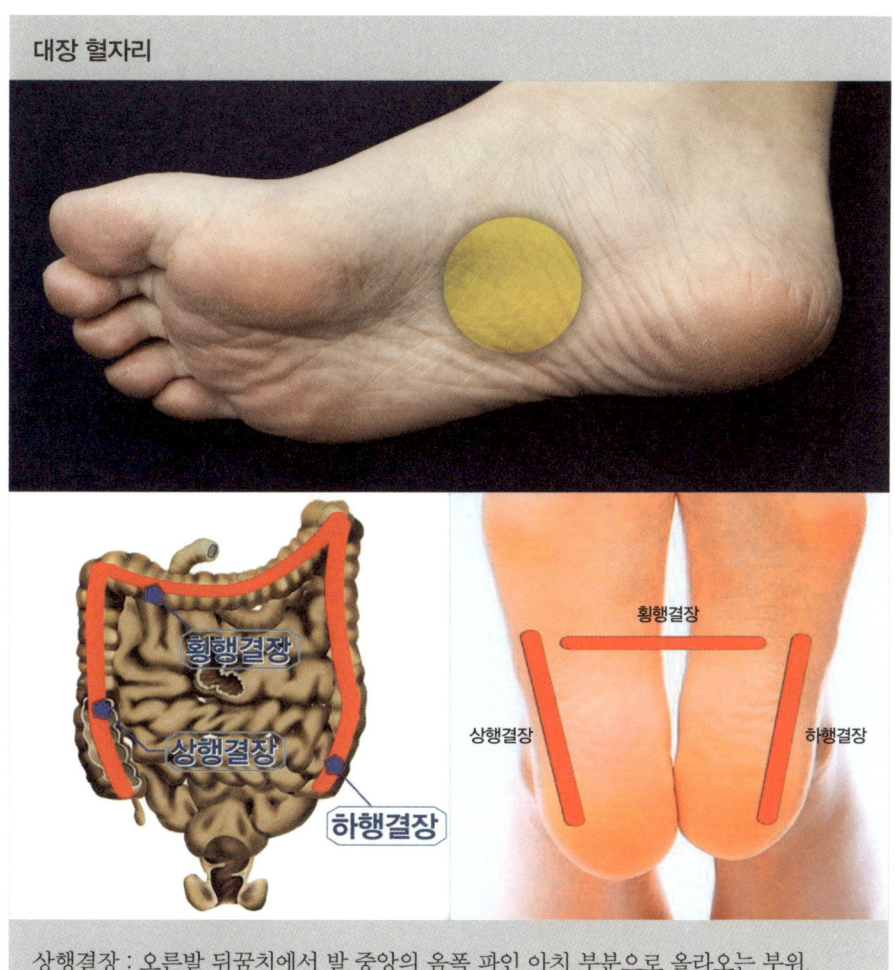

대장 혈자리

상행결장 : 오른발 뒤꿈치에서 발 중앙의 옴폭 파인 아치 부분으로 올라오는 부위.
횡행결장 : 양쪽 발바닥 중앙 옴폭 파인 아치를 중심으로 옆으로 이어지는 부위.
하행결장 : 왼쪽 발 중앙에서 발뒤꿈치로 이어지는 부위.

TIP 1. 상행→횡행→하행 혈자리 순으로 자극하면 좋지만 발 가운데 아치 부분을 중심으로 발뒤꿈치까지 박박 긁어주기만 해도 된다.
2. 변비의 정도, 박박 숟가락 건강법으로 느껴지는 통증 정도에 따라 시간을 2~3분씩 늘려도 좋다
3. 박박 숟가락 건강법 후에 미지근한 물을 한 컵 마시면 훨씬 효과적이다.

▶ 방청단 김은주 주부의 박박 숟가락 건강법 전후 변비 비교

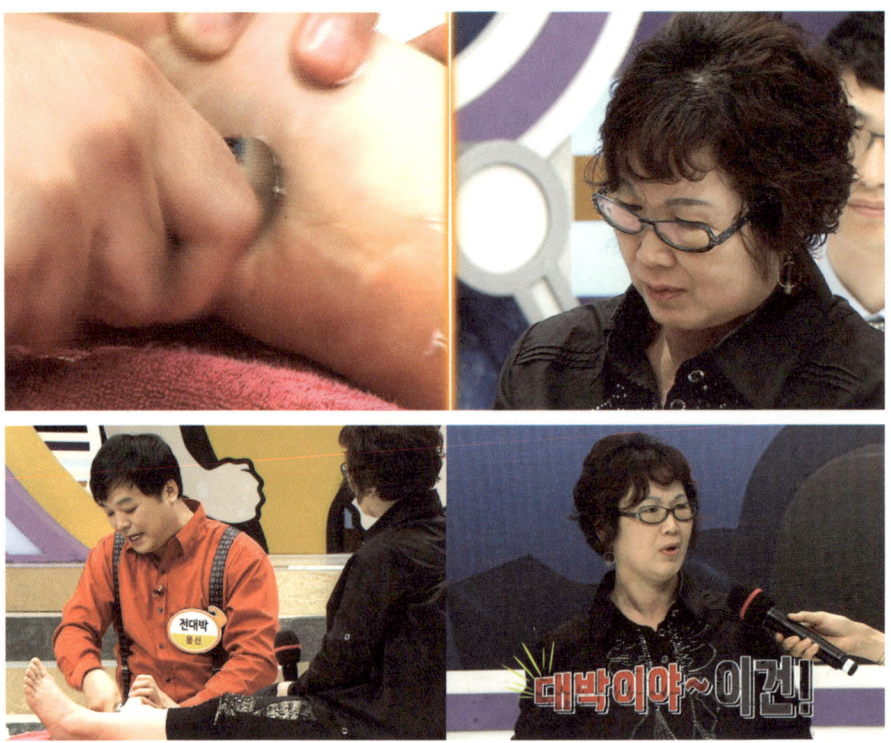

만성변비로 4~5년간 고생했다는 김은주 주부는 박박 숟가락 건강법 체험 후 5일째 막혀 있던 변비를 해결했다. 녹화 도중 급하게 화장실을 찾아 쾌변에 성공한 후 개운한 얼굴로 나타나 모두를 놀라게 했다.

ACTION 4 통통 붓는 부기 빼는 박박 숟가락 건강법

혈액순환이 잘 되지 않아 밤만 되면 발이 통통 붓는 증상에도 박박 숟가락 건강법이 제격이다. 부기를 뺄 때는 콩팥에서 노폐물을 걸러 소변을 만들고 이것이 방광, 요도를 거쳐 몸 밖으로 배출되는 대사과정 그대로 해당 혈자리

를 순서대로 10분간 자극한다. 발의 부종은 물론 종아리 부종까지 해결해 종아리가 날씬해지는 효과도 얻을 수 있다.

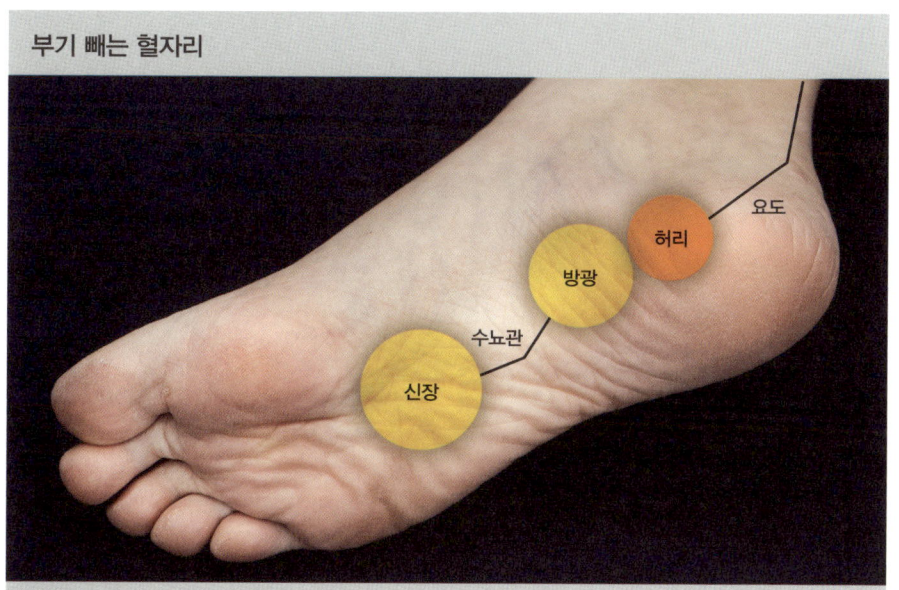

부기 빼는 혈자리

부기를 빼려면 소변이 걸러지는 콩팥→소변이 지나는 수뇨관→소변 저장소인 방광→소변 배출관인 요도 순으로 자극한다.

신장 혈자리 : 용천혈 바로 아래 발바닥이 움푹 파인 부위
방광 혈자리 : 복숭아뼈 바로 아래 볼록 튀어나온 부위
허리와 요도 혈자리 : 아킬레스건 방향으로 사선으로 위치한 부위

TIP 1. 혈자리를 일일이 파악하기 힘들다면 발바닥 정가운데부터 복숭아뼈 쪽을 향해 사선 방향으로 마사지해주면 된다.
　　 2. 이 혈자리를 매일 한 번씩 10분간만 자극해도 부종은 물론 전신 혈액순환에 큰 도움이 된다.

몸신건강법 5

시력도 좋아질 수 있다!
눈 회춘 프로젝트

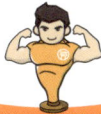

눈이 젊어야
뇌도 젊어진다

직경 2.4cm, 무게 7g 정도의 탁구공만 한 크기를 가진 눈은 뇌가 처리하는 정보의 83%가량을 담당하는 중요한 기관이다. 뇌와 감각기관을 연결하는 신경 12쌍 가운데 무려 6쌍이 눈과 관련된 신경이고, 심장에서 나온 혈액이 가장 먼저 배달되는 곳 역시 뇌와 눈이다. 눈을 두고 밖으로 튀어나온 '뇌'라고 부를 만큼 눈과 뇌는 밀접하게 연결돼 있다.

만약 눈이 보이지 않게 된다면 뇌에선 무슨 일이 벌어질까?

시력 저하는 곧 뇌기능의 저하를 가져올 위험이 높다고 전문가들은 말한다.

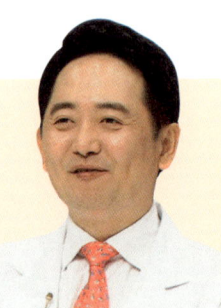

몸신 주치의 최철명 안과전문의

몸신 주치의 최철명 전문의는 누네안과병원 각막센터 원장으로
연세대학교 의과대학 안과학교실 외래교수로 지냈고,
대한안과의사회 학술이사로도 활동했다.

우리가 생각하고, 기억하고, 상상하는 모든 정보의 밑 재료는 눈을 통해 받아들이는 시각정보에 의존하는데 시각정보가 현격히 줄어들면 뇌가 처리해야 할 정보량이 줄어들고 이것이 곧 인지력 저하, 뇌기능 저하로 이어질 수 있다는 것이다.

2010년 미국 미시간 대학교 연구팀이 노인 625명을 11년간 추적 조사해 발표한 자료에 따르면 치매에 걸리지 않은 노인 가운데 좋은 시력을 유지하는 사람은 약 30%인 반면, 치매에 걸린 노인의 경우는 약 10%에 불과한 것으로 나타났다. 연구팀은 이 연구를 토대로 시력이 뇌 인지활동에 영향을 미치며, 시력이 좋은 사람의 치매 발병 위험은 64%가량 낮고, 시력이 나쁜데도 방치할 경우 알츠하이머질환의 발병 위험이 무려 950%나 증가한다고 발표했다. 눈은 단순히 보는 역할을 넘어 뇌라는 거대한 컴퓨터를 작동시키는 정보 입력기인 셈이다. 그러니 눈을 회춘시키는 것은 곧 뇌를 회춘시키는 일! 이제 눈 건강을 지키기 위한 안(眼)티 에이징을 시작해야 한다.

눈 건강 위협하는 안구질환

우리나라 성인 2명 중 1명이 안경이나 콘택트렌즈를 착용하고 있을 정도로 대한민국의 눈 건강상태는 결코 좋지 않다. 안과학회 조사에 따르면 근시를 가지고 있는 청소년이 80%나 되고 그중 약 70%가 중증 혹은 고도 근시라고 한다. 요즘은 시력저하뿐 아니라 아예 눈이 보이지 않는 실명질환까지 급증하는 추세를 보이고 있다. 2013년 기준으로 실명에 이를 수 있는 안구질환을 가진 환자 수가 100만 명에 달하고 한국망막협회가 2014년 발표한 바에 따르면 실명에 이를 수 있는 4대 망막질환을 가진 80세 이상 환자 수가 5년 사이 96.1%나 급증했다고 한다. 문제는 젊은 층에서도 실명질환 발병률이 증가하고 있다는 점이다. 노안, 안구건조증에서부터 실명에 이를 수 있는 망막질환까지 내 눈을 위협하는 안구질환을 예방하는 것이 눈 회춘의 시작이다.

바람만 불어도 눈물이 줄줄! 안구건조증

각막은 안구를 감싸고 있는 눈의 흰자위 부분으로 신체 밖으로 노출돼 있어 바이러스나 이물질 등에 의해 염증과 손상이 생기기 쉽다. 눈물은 각막의 표면을 적셔 외부 세균이나 먼지 등을 씻어내고 안구를 보호하는 역할을 한다. 그런데 각막 부위의 습도 조절에 실패하면 안구가 건조해지고 뻑뻑한 증상이 나타나는데, 이것이 바로 안구건조증이다. 안구건조증은 노화로 인해 눈물 분비량이 줄면서 나타나는 경우가 가장 흔하고 눈물샘이 말라버리는 면역질환인 쇼그렌 증후군, 류머티즘, 루푸스, 당뇨병, 갑상선질환, 만성결막염 등으로 인해 생길 수도 있다. 그밖에 여성호르몬 감소가 원인이 되기도 하고 항생제, 항히스타민제, 피임약 등 눈물 분비량을 줄이는 약물사용이 원인이 되기도 한다. 대개의 안구건조증은 식염수나 인공눈물 등을 투여해 뻑뻑한 증상을 완화시킬 수 있다. 하지만 안구건조증이 반복적으로 나타나면 염증질환의 발병 위험이 높아지는 것은 물론, 심할 경우 각막의 상처와 혼탁으로 시력이 저하될 수 있는 만큼 주의가 필요하다. 특히 다른 질환으로 인해 안구건조증이 생긴 경우에는 원인질환을 치료하거나 완화시켜야 안구건조증도 해결할 수 있으므로 정확한 진단을 받는 것이 좋다.

내 눈의 노화 신호! 노안

눈은 우리 몸에서 가장 먼저 노화가 시작되는 곳으로, 20대를 기점으로 늙기 시작해 대개 40대 전후 무렵부터 노안이 나타난다. 언젠가부터 글자를 멀리 떨어뜨려 보는 것이 편하다고 느끼기 시작했다면 이미 노안이 시작됐다는 신호다. 이는 눈의 초점을 맞추는 수정체가 노화로 인해 탄력을 잃으면서 나타나는 증상이다. 수정체는 먼 곳을 볼 때는 두께가 얇아지고 가까운 곳을 볼 때는 두꺼워지면서 눈의 초점을 맞추는데 탄력을 잃으면 수정체의 두께를 자유자재로 조절하는 속도가 떨어진다.

먼 곳을 보는 기능에는 큰 변화가 없으나 멀리 있는 물체를 바라보다가 가까이 있는 물체를 볼 때 재빠르게 초점을 맞추지 못해 흐릿하게 보이는 것이 노안의 특징이다. 근시가 있어서 평소 가까운 것은 잘 보이고 먼 것을 보는 데 곤란을 겪던 사람은 노안이 와도 가까이 있는 것이 잘 보이기 때문에 아직은 눈이 젊다고 착각할 수도 있다. 그러나 수정체 조절능력이 떨어지는 것은 마찬가지여서 노안으로부터 결코 자유롭지 않다.

안구건조증 자가 진단법

아래 문항 가운데 3~4개에 해당하면 안구건조증을 의심해야 하고 5개 이상 해당하면 중증 안구건조증일 확률이 높다.

1. 눈이 쑤시고 따끔거린다.
2. 눈에 모래가 들어간 것처럼 이물감이 있다.
3. 눈이 빛에 예민해 밝은 곳에서 눈을 뜨기가 힘들다.
4. 최근 눈에 통증을 느끼면서 시력이 떨어졌다.
5. 눈꺼풀에 염증이 자주 생긴다.
6. 눈이 피곤하면 눈곱이 낀다.
7. 아침에 일어나면 눈이 뻑뻑하고 충혈된다.
8. 건조한 곳이나 공기가 탁한 곳에 있으면 눈이 불편하다.
9. 바람 부는 날에는 눈이 시리고 눈물이 나기도 한다.

노안 자가진단법

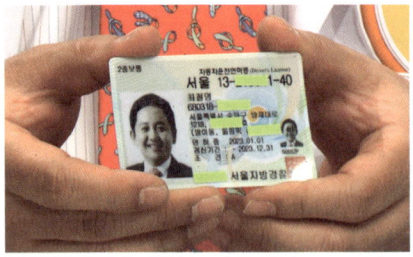

1. 자신의 주민등록증을 꺼내 집주소가 적힌 부분을 확인한다.

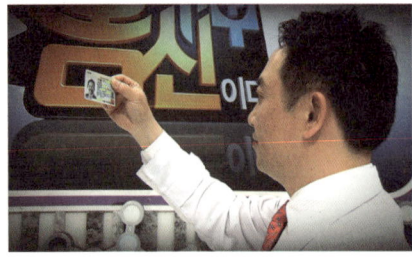

2. 눈앞에 주민등록증을 가까이 댔다가 점점 멀어지게 하면서 주소가 선명하고 또렷하게 초점이 맞는 위치를 파악한다.

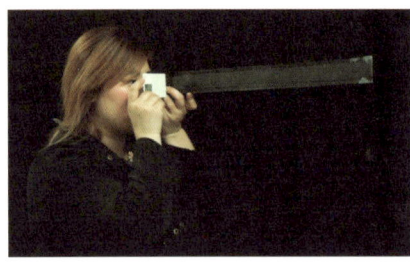

3. 초점이 가장 잘 맞는 지점에서 멈춘 후 눈에서 주민등록증 사이의 거리를 측정한다.

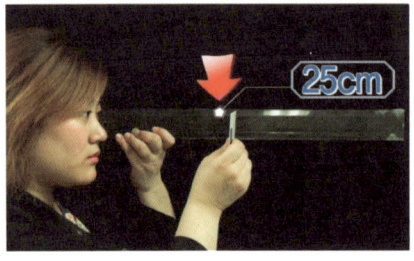

4. 눈에서 주민등록증 사이 거리가 25cm 이상이라면 안타깝지만 이미 노안이 시작됐다는 뜻이다.

TIP 평소 안경이나 렌즈를 착용하는 경우 교정된 시력으로 테스트해야 한다.

실명 위험 높은 4대 망막질환

망막은 안구 가장 안쪽에 있는 투명한 막으로 사물의 형태나 색깔을 인식하는 시세포가 1억 개 이상 존재하는 중요한 기관이다. 이 때문에 망막에 손상이 오면 시세포에 직접 손상을 주게 되고, 이는 곧 시력저하와 실명으로 이어질 수 있다. 불행히도 한 번 손상된 망막은 쉽게 회복되지 않으며, 인공망막은 아직 개발되지 않아 망막질환을 미리 예방하고 발견하는 것이 가장 중요하다. 실명 위험이 가장 높은 4대 망막질환을 소개한다.

■ **당뇨성 망막병증** 당뇨합병증 가운데 하나로 15년 이상 당뇨를 앓은 환자들의 60%에게서 발견되는 위험한 질환이다. 오랫동안 고혈당에 노출된 망막 주변 혈관이 가늘어지면서 혈관 안 혈장이 밖으로 새어나오고 출혈을 일으키는 질환으로 시력이 서서히 감퇴하는 데다 통증도 없어서 자각증상 없이 진행되는 경우가 대부분이다. 따라서 당뇨병이 있는 경우 혈당 조절과 함께 반드시 정기적인 안과검진을 받아야 한다.

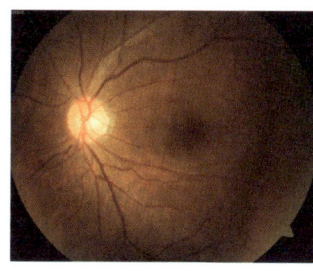
정상

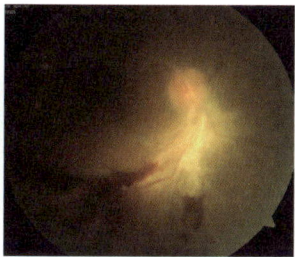
당뇨성 망막병증 안구

당뇨성 망막병증 환자의 안구 아랫부분을 촬영한 사진으로 형광 부위가 혈관이 새어나온 부분이다.

■ **녹내장** 안압, 즉 안구의 압력 상승으로 인해 주변 시신경이 눌리거나 혈액 공급에 장애가 생겨 시신경 기능에 이상을 초래하는 질환이다. 급성 녹내

장의 경우 통증이 심해 발견하기 쉽지만 만성 녹내장은 두통, 시력감소, 충혈 등의 증상이 나타났을 땐 대개 말기인 경우가 많으므로 역시 정기검진이 필요하다.

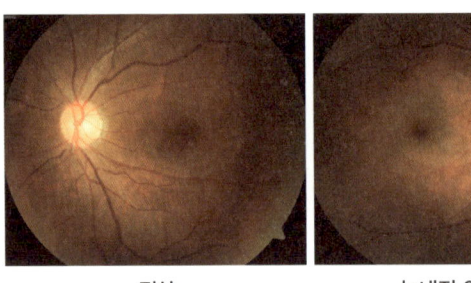

정상 시신경과 녹내장이 많이 진행된 시신경.

정상   녹내장 안구

■ **눈 중풍(망막혈관폐쇄증)** 뇌의 혈관이 막히면 뇌졸중, 즉 중풍이 오는 것처럼 눈의 혈관도 막히면 눈 중풍이 생긴다. 눈 중풍이라 불리는 망막혈관폐쇄증은 눈의 정맥혈관이 막혀 시력이 손상되는 질환으로, 통증도 없이 어느 날 갑자기 시력이 뚝 떨어지는 무서운 질환이다. 이 질환을 앓는 환자가 2008년 9만 명에서 2012년 13만 명으로 5년 사이 42%나 증가했다.

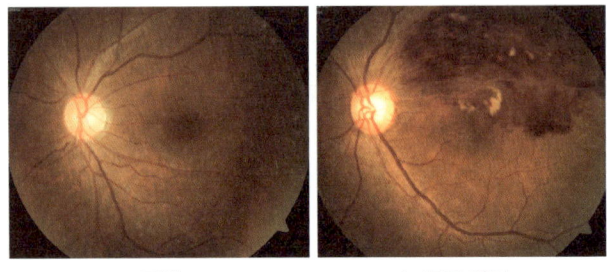

눈 중풍 환자의 혈관은 깨끗한 정상혈관과 달리 혈관 곳곳이 터져 출혈이 일어나고 모세혈관이 구부러지고 휘어져 있다.

정상   눈 중풍 안구

■ **황반변성** 망막 중심부의 시세포가 모여 있는 황반 부위 변성으로 시력이

서서히 떨어지면서 실명에 이르는 질환이다. 우리가 활동하는 동안 끊임없이 일하는 시세포는 활동하면서 일종의 찌꺼기인 부산물을 만들어내는데, 망막 밑의 색소상피라는 곳에서 이 찌꺼기를 청소하는 역할을 한다. 그런데 나이가 들면 색소상피의 청소 능력이 떨어지면서 황반 주변에 찌꺼기가 쌓여 시력이 떨어지게 된다. 최근에는 전체 환자의 19%가 40~50대일 정도로 젊은 층에서도 발병위험이 증가하고 있어 주의가 필요하다.

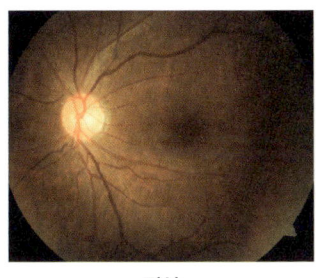
정상

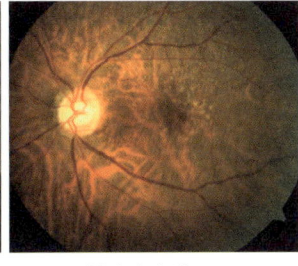
황반변성 안구

정상 망막과 달리 황반변성질환이 있는 망막은 상당히 지저분하다. 지저분해 보이는 점들이 모두 시세포가 활동하면서 만들어진 찌꺼기다.

눈 건강상태로 확인하는 혈관 건강 자가진단법

눈은 곧 시력이지만 전신의 혈관 건강상태를 예측할 수 있는 창문 역할도 한다. 우리 몸에서 혈관을 육안으로 확인할 수 있는 유일한 곳이 바로 안구다. 피부 밑에 숨어 있는 대개의 혈관들과 달리 눈은 육안으로도 혈관 확인이 가능해 당뇨병, 심혈관질환 등 각종 혈관질환의 이상신호를 쉽게 알아볼 수 있다. 따라서 눈만 잘 살펴도 전신질환을 예방할 수 있다. 몸신 주치의 최철명 원장의 도움을 받아 눈의 혈관 상태를 체크해보자.

혈관 건강 자가진단법

1. 거울을 보면서 자신의 아래 눈꺼풀을 살짝 내려본다.

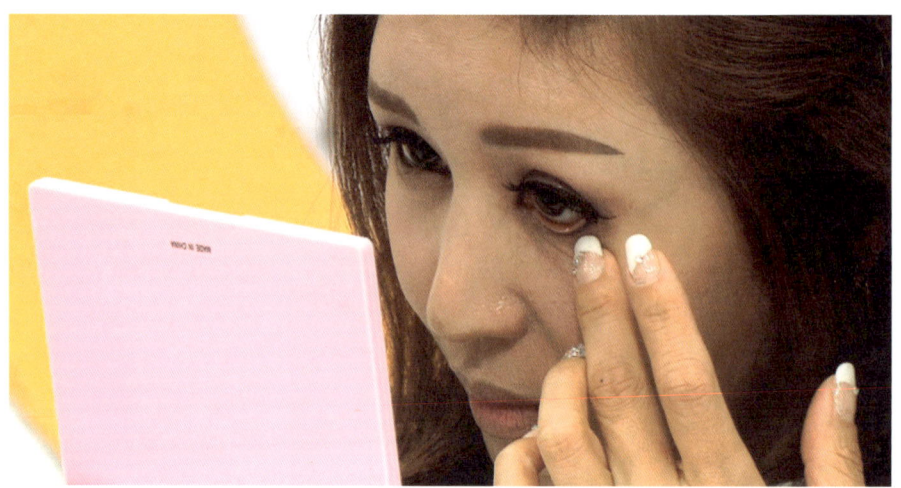

2. 눈꺼풀 아래 색깔을 확인한다.

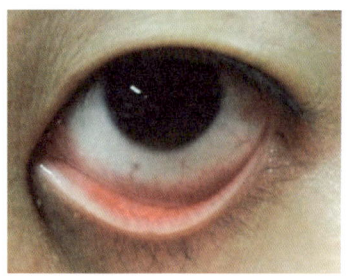

선홍빛 : 정상혈관으로 혈액순환에 이상이 없다.

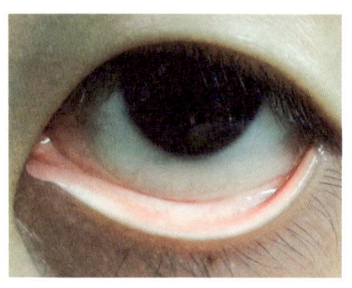

연하거나 창백한 빛깔 : 빈혈이 있거나 칼슘이 부족할 경우 눈꺼풀 색상이 창백해 보인다.

3. 위쪽 눈꺼풀 안쪽과 속눈썹이 난 라인을 확인한다.

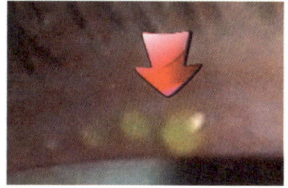 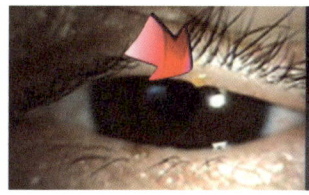 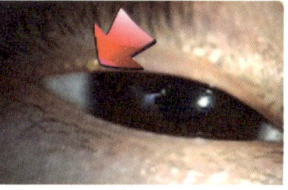

만약 작은 기름 알갱이, 즉 안검염이 있다면 동맥경화, 고지혈증 등 혈관의 건강상태를 검진받아야 한다. 작은 기름 알갱이들이 보인다면 체내 혈관에 지방이 과도한 상태임을 뜻하는 위험신호다. 혈관에 기름이 쌓여 혈전이 생길 위험이 있으므로 반드시 혈관 건강을 체크해야 한다.

4. 눈 흰자 부위 결막의 색상을 확인한다.

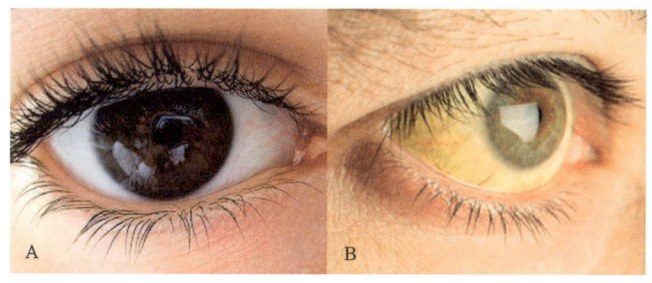 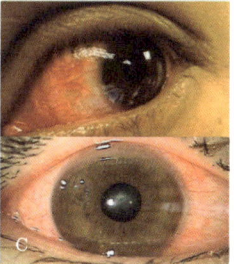

A 흰색 : 건강한 결막
B 노란색 : 황달로 인한 증상일 수 있으므로 간 질환 검진이 필요하다.
C 붉은색 : 혈관이 터져 출혈이 생기는 결막하출혈이 있으면 결막 부위가 빨갛게 보인다. 이런 경우 안구건조증, 결막염 등 안과질환 외에 고혈압, 동맥경화 등으로 인한 증상일 수도 있으므로 혈관질환을 확인해야 한다.

나빠진 시력 회춘시키는
엄지 눈 근육 마사지

현대의학에서는 한 번 나빠진 시력은 결코 회복할 수 없다고 말한다. 하지만 우리 눈은 회춘할 수 있다. 보다 정확하게는 나빠진 시력도 되돌릴 수 있다는 뜻이다. 이 가능성은 스스로 눈 근육 마사지법을 개발해 0.1에서 0.8로 시력을 개선함으로써 안경 탈출에 성공했다는 하수엽 몸신의 제보로 시작됐다. 의심이 들었으나 속는 셈치고 제작진이 실험해본 결과 한 번의 눈 근육 마사지로도 시력에 변화가 있음을 확인했다. 이후 시력을 되돌리고 싶다는 시청자를 모집해 일주일간 눈 근육 마사지 실험을 거듭한 결과 놀라운 효과를 확인했다. 엄지손가락 하나로 눈 주변 근육을 마사지해 시력을 회춘시키는 몸신의 건강비법을 소개한다.

몸신 하수엽 영어번역작가

0.1의 시력으로 2008년까지 18년간 안경을 착용하던 하수엽 몸신은 눈 근육과 관련된 공부를 하면서 눈 근육 마사지법을 개발했다. 마사지 일주일 만에 좌 0.2, 우 0.4로 시력이 개선된 사실을 확인하고 이후 7년간 마사지를 지속해 지금은 안경 없이 생활하고 있다.

| ACTION | **엄지 눈 근육 마사지**

1. 손을 깨끗이 씻는다.

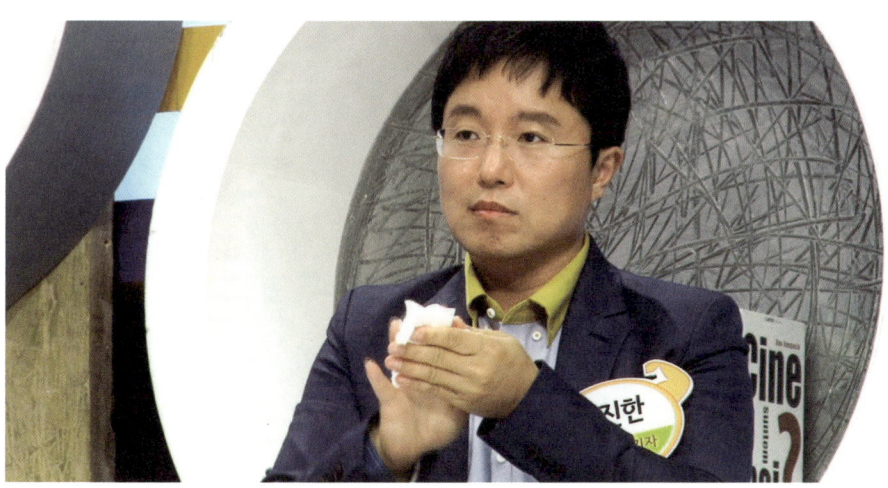

2. 오른쪽 엄지손가락 끝으로 왼쪽 눈 아랫부분을 안에서 바깥 방향으로 지그시 누르며 지나간다. 눈과 광대뼈 사이 옴폭한 부분을 힘주어 누르지 말고 지나가듯 천천히 3회 마사지한다. 이때 뭉친 부위는 풀어준다는 느낌으로 마사지한다.

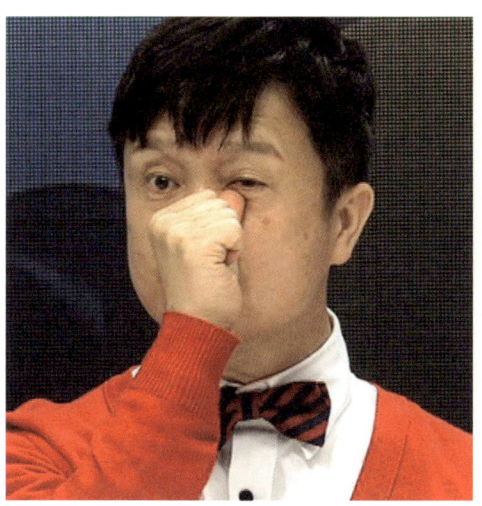 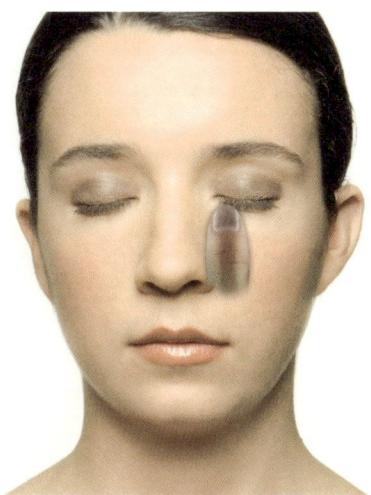

시력도 좋아질 수 있다! 눈 회춘 프로젝트

3. 오른쪽 엄지손가락 끝으로 왼쪽 눈과 눈썹 사이를 안쪽에서 바깥쪽으로 지그시 누르면서 3회 마사지한다.

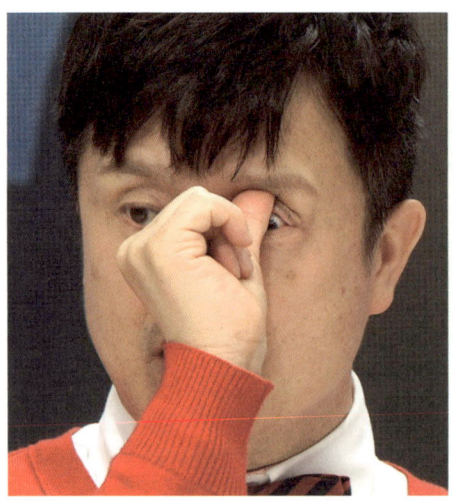
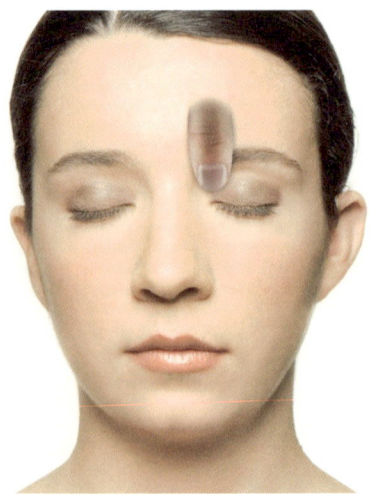

4. 손을 바꿔 왼손 엄지손가락 끝으로 오른쪽 눈 아랫부분을 3회 마사지한다. 역시 안에서 바깥방향으로, 눈과 광대뼈 사이의 옴폭한 부분을 지나가듯 천천히 마사지한다.

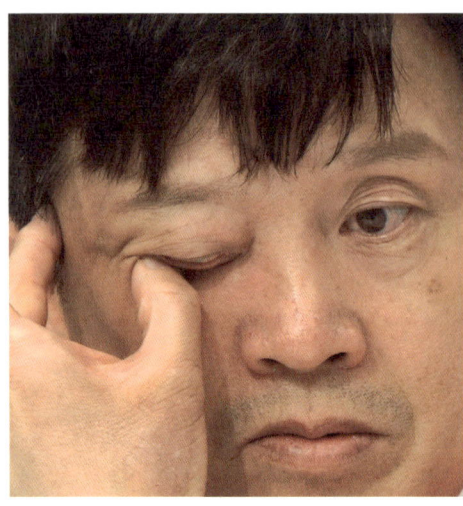
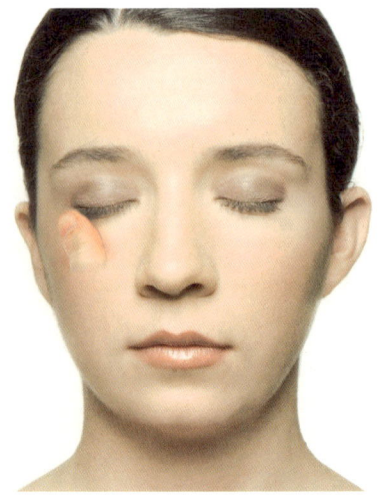

5. 왼쪽 엄지손가락 끝으로 오른쪽 눈과 눈썹 사이를 ③번과 같은 방법으로 3회 마사지한다.
6. 오른쪽 엄지손가락 끝으로 오른쪽 눈과 코 사이, 정명혈을 지그시 10초간 눌러준다.

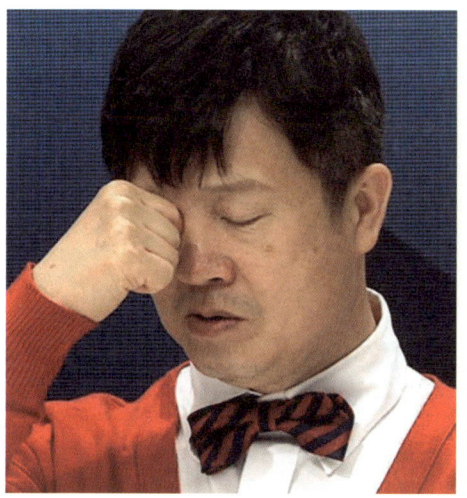
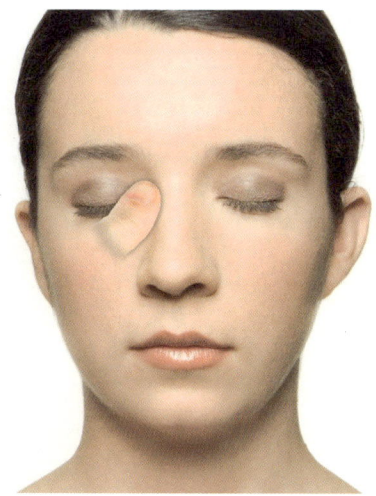

7. 손을 바꿔 왼쪽 엄지손가락 끝으로 왼쪽 눈과 코 사이, 정명혈 자리를 10초간 눌러준다.

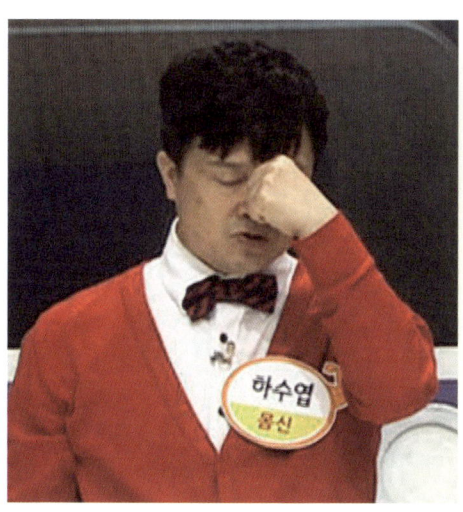
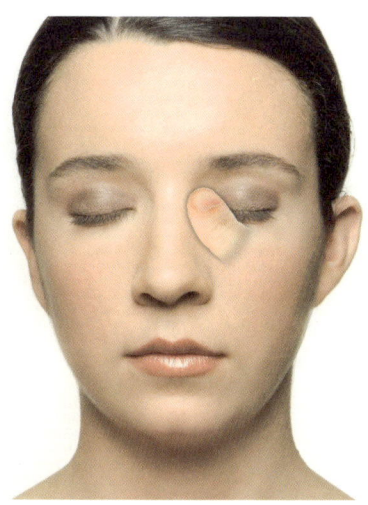

8. 양손 엄지손가락 끝으로 눈썹뼈 아래 옴폭 파인 혈자리를 위로 들어올리면서 10초간 자극한다. 이때 너무 힘을 주지 말고 슬쩍 위로 들어올리듯 자극하는 것이 좋다.

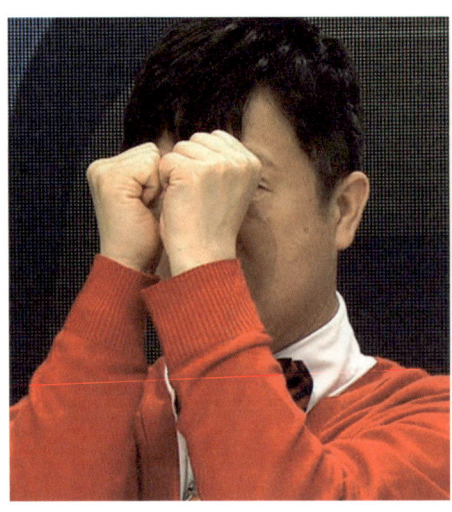
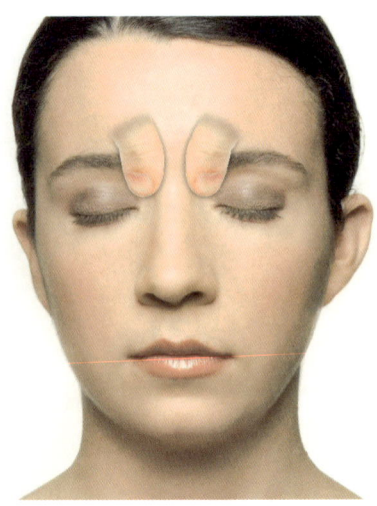

9. 손바닥으로 한쪽 눈을 가리고 남은 손을 뒤통수로 가져가 손바닥끼리 마주 보게 해서 1분간 감싸준다. 이 동작을 손을 바꿔 반대편으로도 1분간 반복한다. ①~⑨까지의 동작을 3세트 반복한다.

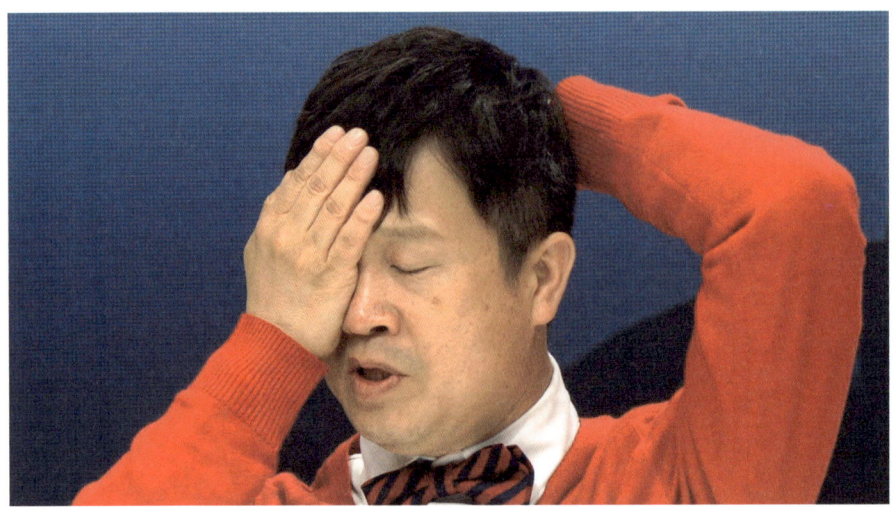

10. 마무리 동작으로 양손으로 양 눈을 가리고 1분간 따뜻하게 감싸준다. 마지막 동작 후 천천히 눈을 뜬다.

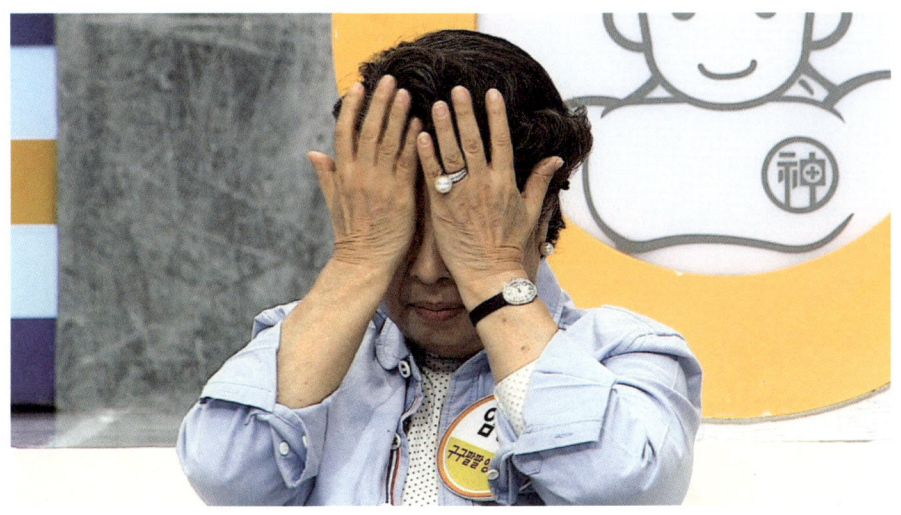

TIP 1. 빠른 효과를 위해 힘을 세게 주면서 자극하거나 한 동작을 과도하게 많이 하면 오히려 눈 건강에 좋지 않다.
2. 9번까지의 3세트 동작을 하루 10회 이상 수시로 해주는 것이 좋다.

엄지 눈 근육 마사지의 원리와 효과

눈도 근육이다. 그러므로 근육을 풀어주고 강화시키면 혈액순환에 도움이 되고 이는 해당 장기의 기능 향상을 가져온다. 눈 주변엔 안구를 움직이는 6개의 동안근이 있는데, 엄지 눈 근육 마사지는 뭉친 동안근을 풀어줌으로써 눈의 혈액순환을 원활하게 하고, 이로 인해 시각을 담당하는 시신

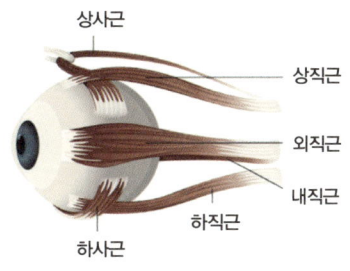

눈을 움직이는 6개의 동안근

경 및 혈관의 기능이 향상돼 시력 회복에 도움이 된다.

몸신의 눈 근육 마사지는 3세트 1회만으로도 눈의 피로가 풀리고 안구건조증으로 인한 뻑뻑함이 개선되는 효과가 있다. 이 동작을 하루 10회 이상 반복하면 안구건조증 완화는 물론 시력도 좋아지기 시작한다.

▶ 가수 김혜연의 눈 근육 마사지 전후 시력 변화

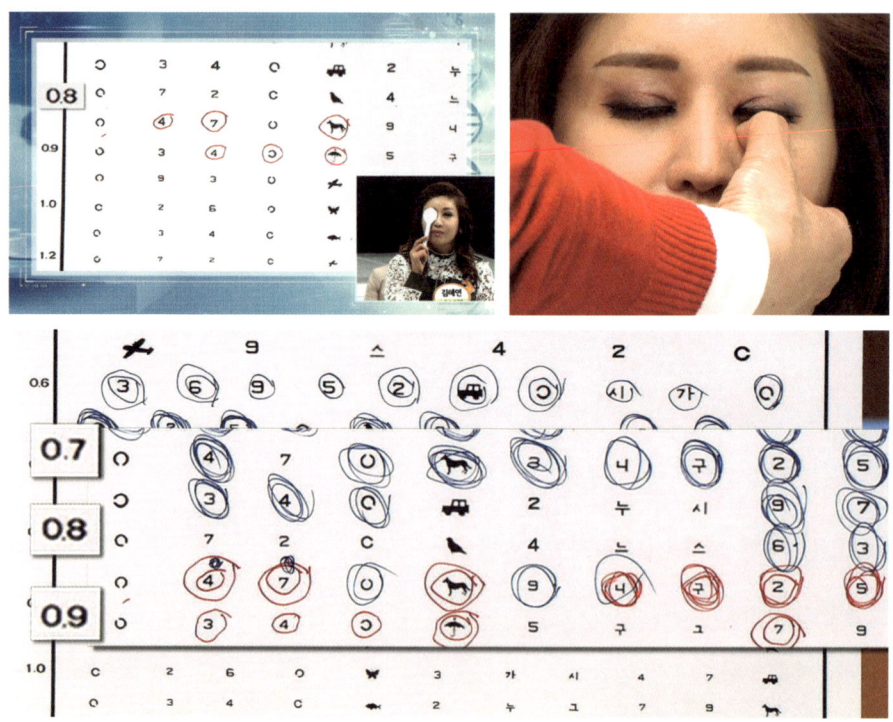

라식수술을 두 번이나 했는데 다시 시력이 떨어지고 있다는 김혜연이 스튜디오에서 직접 몸신의 눈 근육 마사지를 체험했다. 눈 근육 마사지 전 시력 측정 결과 0.9였던 우측 시력은 그대로, 0.6이었던 좌측 시력은 0.9까지 좋아졌음을 확인했다. 평소 안구건조증 때문에 늘 눈이 아프고 뻑뻑하던 증상 역시 마사지 직후 눈물이 나오면서 편안해졌다고 한다.

일주일간의 눈 근육 마사지 체험단 실험

방송을 결정하기에 앞서 제작진은 4명의 주부 체험단을 모집해 일주일간 눈 근육 마사지 효과를 실험했다. 참가자 모두 백내장, 노안, 근시 등 시력저하 원인을 갖고 있었는데, 이들에게 몸신의 마사지를 매일 10회씩 실시하도록 했다.

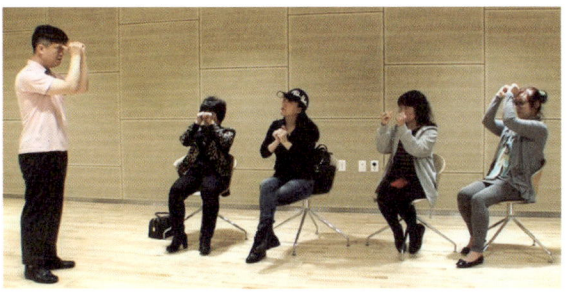 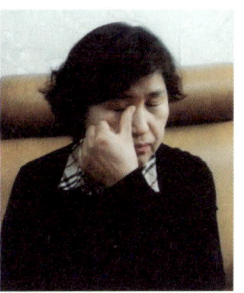

일주일 후 시력검사를 통해 확인한 결과 참가단 4명 가운데 3명의 시력이 향상된 사실을 확인했다.

주부 체험단			마사지 전	마사지 후	결과
	신리희(61세) 노안	좌	0.4	0.6	0.2 향상
		우	0.3	0.6	0.3 향상
	국중임(61세) 노안	좌	0.7	0.7	변화 없음
		우	0.7	0.7	변화 없음
	한다연(60세) 난시	좌	0.6	0.9	0.3 향상
		우	0.7	0.8	0.1 향상
	임점례(60세) 백내장 초기	좌	0.1	0.5	0.4 향상
		우	0.4	0.7	0.3 향상

몸 신 건 강 법 6

10년 젊어지는 동안 세정법 1탄
세정과 보습을 한 번에, 밀가루 세안법 & 탈모예방 샴푸법

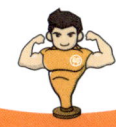

동안 피부 위협하는
계면활성제

탱탱한 피부, 찰랑거리는 머릿결! 제 나이보다 딱 10년만 젊어 보이고 싶은 여자들의 로망!

그러나 하루가 다르게 윤기와 탄력을 잃어가는 피부, 푸석푸석 뻣뻣해지고 듬성해지는 머리카락을 볼 때마다 한숨이 절로 나온다. 속상한 마음에 입소문 자자한 화장품에 모발 건강을 지켜준다는 제품까지 사다 써보지만 드라마틱한 효과를 기대하긴 어려운 게 현실이다.

두피를 포함한 피부는 한 번 나빠지면 더 나빠지지 않도록 유지할 수는 있어도 더 좋아지게 만들기는 어렵다. 게다가 비누, 샴푸, 린스, 폼 클렌저, 보디워시 같은 세정제로 매일 세수하고, 머리 감고, 샤워하는 동안 우리 피부는 오히려 하루가 다르게 노화의 길을 걸을 수밖에 없다. 피부를 깨끗하고 건강하게 만들어준다고 믿고 있던 각종 세정제 속에는 오히려 피부에 해가 되는 원인물질인 계면활성제가 숨어 있기 때문이다.

세정력과 맞바꾼 피부건강

피지에서 분비되는 노폐물은 기름 성분이어서 물에 녹지 않기 때문에 물로는 노폐물을 말끔히 씻어낼 수 없다. 계면활성제는 바로 이 기름 성분을 물에 녹이는 역할을 하는 물질로 대부분의 세정제에 사용된다. 문제는 세정력을 높이기 위해 계면활성제를 과하게 첨가하는 제품이 많다는 사실이다.

시판되는 세정제 대부분은 약 20%의 계면활성제를 포함하고 있을 뿐 아니라 제품에 따라 2~3개에서 많게는 15가지 이상의 계면활성제가 사용되기도 한다.

계면활성제는 석유에서 추출한 화학물질이어서 피부에 지속적으로 사용할 경우 피부를 보호하는 지질 성분을 과도하게 제거할 우려가 있을 뿐 아니라 피부 손상의 원인이 되기도 한다. 피부의 지질층은 피부가 수분을 머금도록 보호하는 역할을 하는데, 지질층이 과도하게 벗겨지면 피부 속 콜라겐 성분이 수축하면서 쉽게 주름지고 거칠어진 피부가 돼 노화가 촉진된다. 또한 피부 수분이 10% 이하로 고갈되면 심한 가려움증이 유발되면서 피부가 손상돼 피부염을 일으키기도 한다.

이렇게 계면활성제로 매일 피부를 손상시키는 한 아무리 좋은 화장품을 쓰고 피부에 좋다는 음식을 챙겨 먹어도 피부 노화를 막을 길은 없다.

계면활성제만 버려도
피부나이 10년은 젊어진다!

그렇다고 씻지 않고 살 수는 없는 일, 계면활성제의 위험을 알아도 뾰족한 대책이 없을 것만 같다. 그러나 여기, 계면활성제를 대체할 놀라운 세정제가 있다. 바로 밀가루다.

이미 오래전부터 계면활성제가 함유된 제품을 전혀 쓰지 않으면서 밀가루로 세안하고 샴푸하고 목욕까지 한다는 노은영 몸신의 밀가루 세안법과 샴푸법을 소개한다.

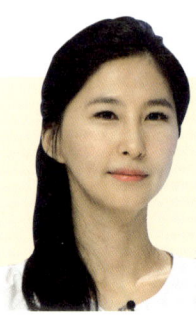

몸신 노은영 45세/2012년 자연미인대회 1등
화장은 콩기름으로 지우고 밀가루를 이용해 세안, 샴푸, 목욕까지 한다는 노은영 몸신의 피부를 확대경으로 관찰한 결과 주름은 물론 각질, 모공도 거의 관찰되지 않아 30대 중반 정도의 피부나이를 유지하고 있는 것으로 확인됐다.

STEP 1 밀가루 세정제 만들기

밀가루 속 녹말은 천연 고분자 화합물로 그물 형태의 분자구조를 띠고 있는데, 이 그물 구조가 노폐물이나 지방 등을 흡착했다가 물에 쉽게 씻겨나가도록 도와주는 역할을 한다.

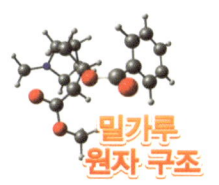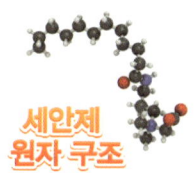

확대경으로 본 밀가루의 그물 구조

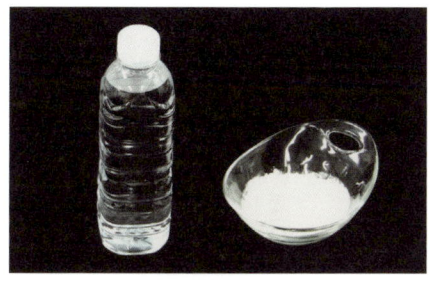

1. 물 500g과 밀가루 50g을 준비한다.

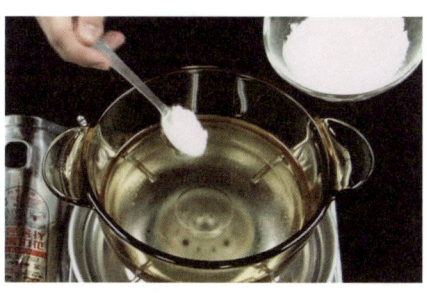

2. 냄비에 준비한 물과 밀가루를 붓고 중간 불에서 밀가루가 뭉치지 않도록 풀어준다.

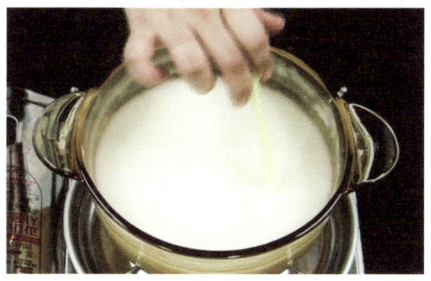

3. 10분 정도 잘 저어가며 밀가루 풀을 쑨다. 농도는 김치 담글 때 쓰는 밀가루 풀보다 약간 묽은 정도면 적당하다.

TIP 1. 밀가루 풀을 랩으로 잘 덮어 냉장고에 보관하면 최대 3일까지 사용할 수 있다.
2. 밀가루 풀로 세안이나 샴푸를 한 다음에는 반드시 찬물로 세면대를 깨끗이 씻어내야 한다. 밀가루가 세면대나 하수구 속에 엉겨 붙으면 미생물이 번식하면서 부패해 하수구 악취의 원인이 된다.

STEP 2 밀가루 세정제로 세안하기

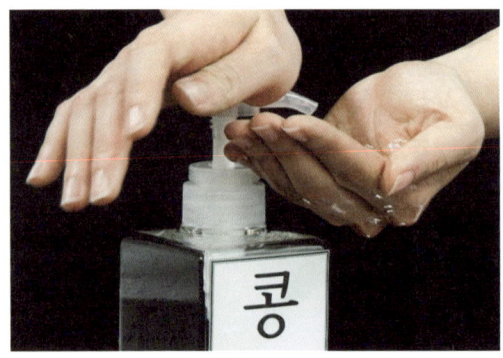

1. 화장을 한 경우엔 콩기름(식용유)으로 화장을 지워낸다.
콩기름에 함유된 물질이 화장품의 지용성 성분을 녹이는 유화제 역할을 하기 때문에 클렌징오일 없이도 화장품의 기름 성분을 닦아낼 수 있다.

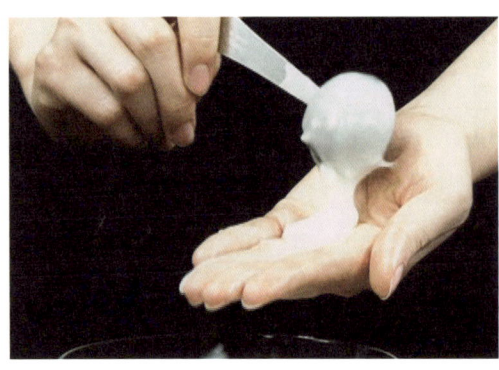

2. 밀가루 풀을 완전히 식힌 다음, 500원짜리 동전보다 조금 큰 크기로 손바닥에 덜어낸다.

3. 밀가루 풀을 얼굴에 고루 바르고 부드럽게 마사지한다.

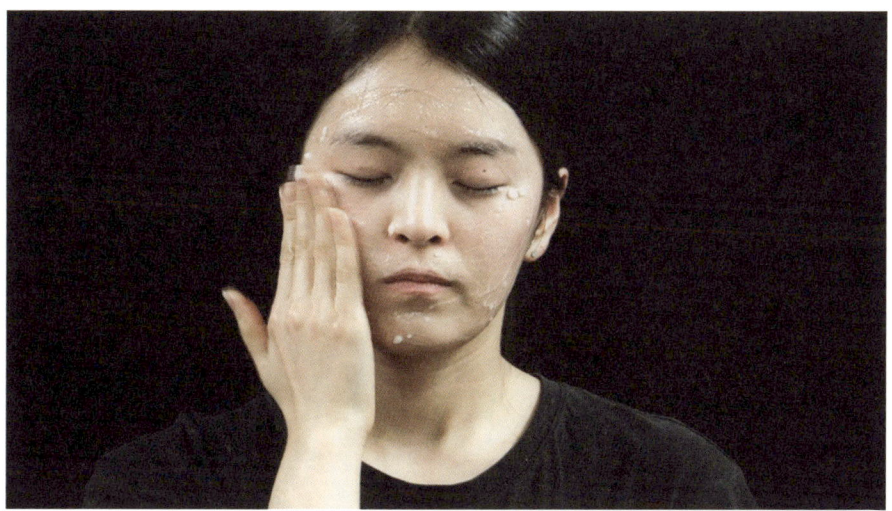

모공이 넓은 사람은 모공 속에 밀가루 세안제 잔여물이 남아 있을 우려가 있으므로 반드시 세안 브러시를 사용해야 한다. 피부가 약한 경우에는 브러시가 피부에 자극이 될 수 있으므로 힘을 빼고 천천히 롤링하면서 부드럽게 사용한다.

4. 모공 속에 밀가루가 남지 않도록 미온수에 3번 정도 깨끗이 헹궈준다.

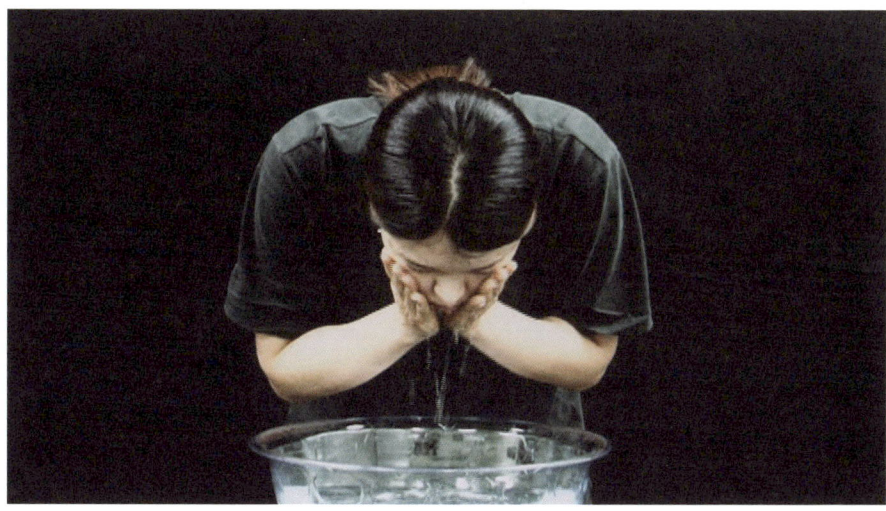

STEP 3 밀가루 세정제로 샴푸하기

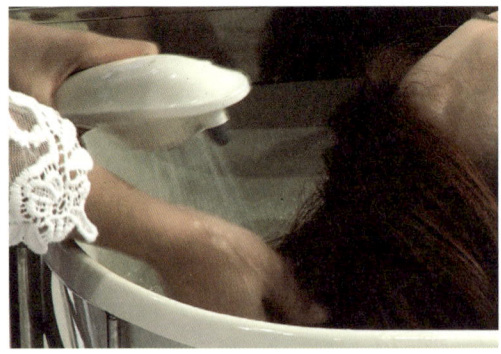

1. 머리카락을 물로 충분히 적셔준다.

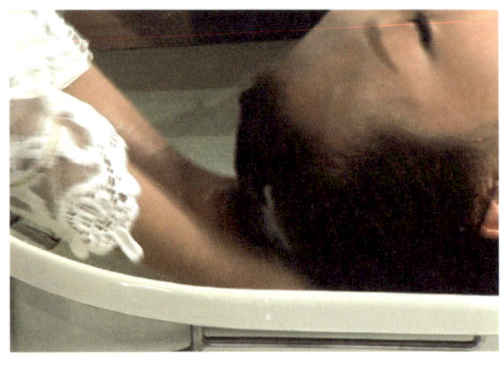

2. 밀가루 풀을 머리카락과 두피에 고루 바르고 보통 샴푸하듯 머리를 감는다.

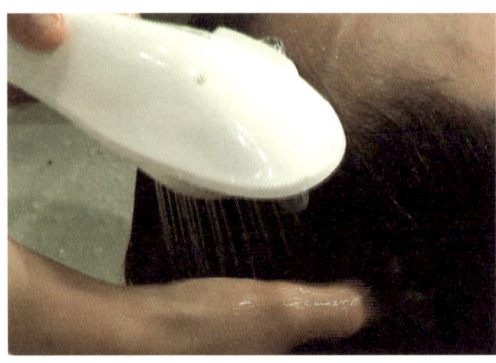

3. 밀가루가 남지 않도록 머리카락과 두피를 충분히 헹궈낸다.

밀가루 세정제의 효과

■ 계면활성제와 유사한 세정 효과

밀가루 풀을 이용해 세안하고 샴푸한 결과 계면활성제 없이도 피부의 노폐물이 깨끗하게 제거된 사실이 확인됐다.

폼 클렌저 vs 밀가루 세안제 비교

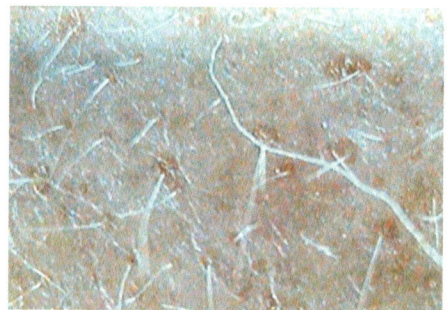

폼 클렌저를 사용한 후의 피부

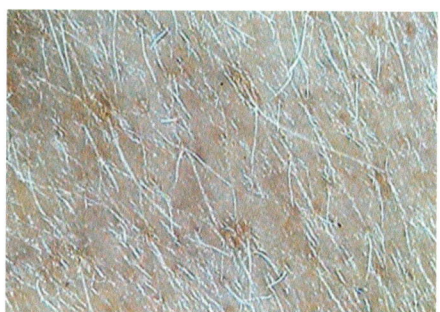

밀가루 풀을 사용한 후의 피부

밀가루 샴푸 사용 전후의 두피 상태 비교

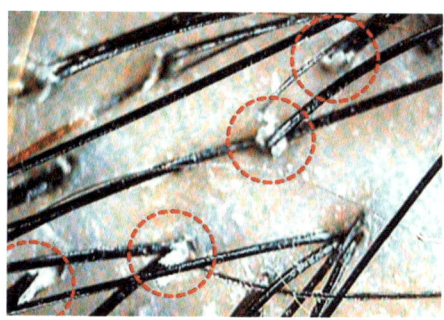

사용 전(노폐물이 많은 두피)

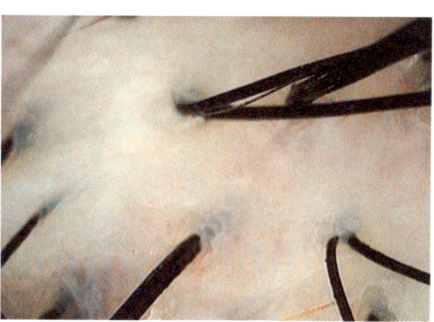

사용 후(노폐물이 제거돼 깨끗해진 두피)

■ 계면활성제보다 뛰어난 피부보호 효과

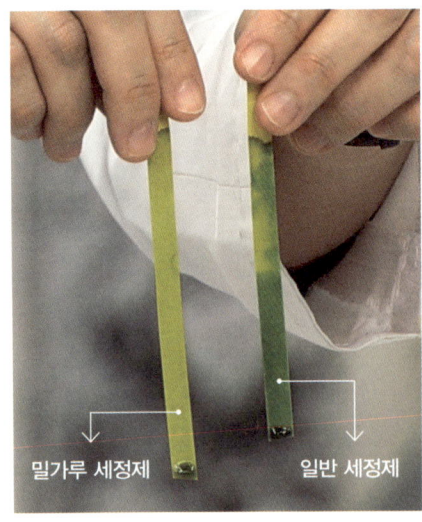
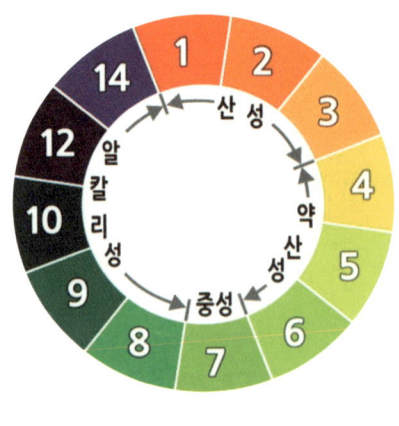

산도(pH) 범위

우리 피부는 약산성(pH4~pH6)의 산도가 유지될 때 가장 건강하고 세균, 바이러스로부터 피부를 보호하는 기능도 활발해진다. 아토피 피부염이 있는 경우 피부가 알칼리성을 띠는데 산도가 높을수록 세균과 바이러스 공격에 취약한 피부가 된다. 대부분의 계면활성제는 알칼리성을 띠고 있어 피부 장벽을 손상시키는 것은 물론 피부의 산도를 깨뜨려 알칼리성으로 변화시키는 구실을 한다. 산도 측정 결과 밀가루 세정제는 약산성에 가까운 반면 일반 세정제는 알칼리성에 가깝다는 사실이 증명됐다.

몸신의 PLUS TIP
동안 피부 만드는 곡물 꿀팩

녹두, 율무, 꿀 등을 혼합해 사용한다. 녹두에는 거품을 내는 사포닌 성분이 함유돼 있어 묵은 각질과 잡티를 제거하는 데 도움이 되고 피부를 윤기 있게 만들어주면서 진정작용도 한다. 꿀 속의 아미노산과 무기질 성분은 피부에 영양과 수분을 공급한다.

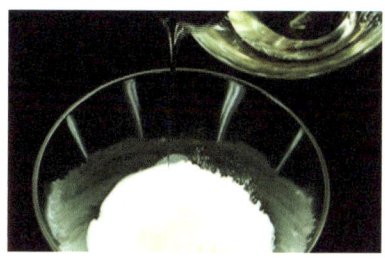

1. 녹두가루와 율무가루, 밀가루, 꿀, 우유를 각각 같은 비율로 준비한다.

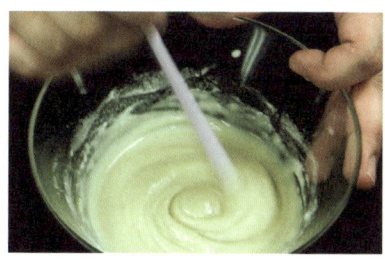

2. 재료가 멍울지지 않도록 잘 섞는다.

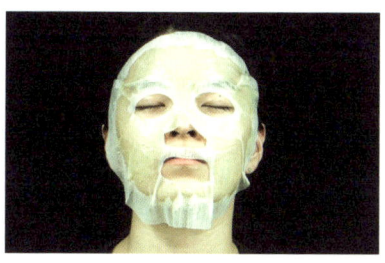

3. 얼굴에 시트지를 올리고 곡물 꿀팩을 고루 발라준다. 15분 후 물로 씻어낸다.

몸신건강법 6

10년 젊어지는 동안 세정법 2탄!
모공 속 깊숙한 피지까지 잡는 구름팩 세안법

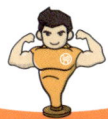

피지를 잡아야
동안 피부가 보인다

2011년 의료전문미디어 H사에서 1251명을 대상으로 설문조사한 결과, 피부 고민 1위는 주름과 칙칙한 피부, 2위는 색소침착과 푸석푸석한 얼굴, 3위는 늘어진 모공으로 조사됐다.

놀랍게도 1, 2, 3위 모두 이것과 깊은 관련이 있다. 바로 모공 속 피지다. 검은깨를 뿌려놓은 것 같은 블랙헤드와 번질번질한 T존을 두고 한번쯤 고민하지 않은 사람은 없을 것이다. 보통은 피지가 코나 이마에만 있을 것으로 생각하지만 배출되지 못한 피지 덩어리들은 사실 얼굴 전체에 퍼져 있다.

이렇게 쌓인 피지는 피부과에서도 3~6개월 걸릴 정도로 한 번에 치료하기 어렵기 때문에 평소 관리가 필요하다. 게다가 피지 때문에 한번 넓어진 모공은 다시 죄어들기 어렵기 때문에 주름 많고 울퉁불퉁한 오렌지 피부처럼 10년 늙어 보이는 피부를 갖고 싶지 않다면 모공 속 피지 관리는 필수다.

늘어진 모공, 칙칙한 피부, 주름의 원인은 모공 속 피지

얼굴에는 약 2만 개의 모공이 있다. 이 모공으로부터 하루 평균 1~2g의 피지가 분비된다. 피지는 적당량 분비되면 피부를 보호하고 세균의 활동을 억제해 보습력을 높여주는 등 피부에 긍정적인 역할을 하지만, 밖으로 배출되지 않고 모공 속에 쌓이기 시작하면 문제가 된다.

모공 속에서 배출되지 못하고 쌓이는 피지는 점점 커지면서 모공까지 넓어지게 만든다. 모공이 넓어지면 탄력이 떨어지면서 주름이 잘 생기는 피부가 되는 것이다. 사람들은 대개 피지 분비가 왕성한 지성피부만 피지가 많을 것으로 생각하지만, 건성피부 역시 피지 고민으로부터 자유롭지 못하다. 피부

이아름 주부(32세) 얼굴의 피지 상태

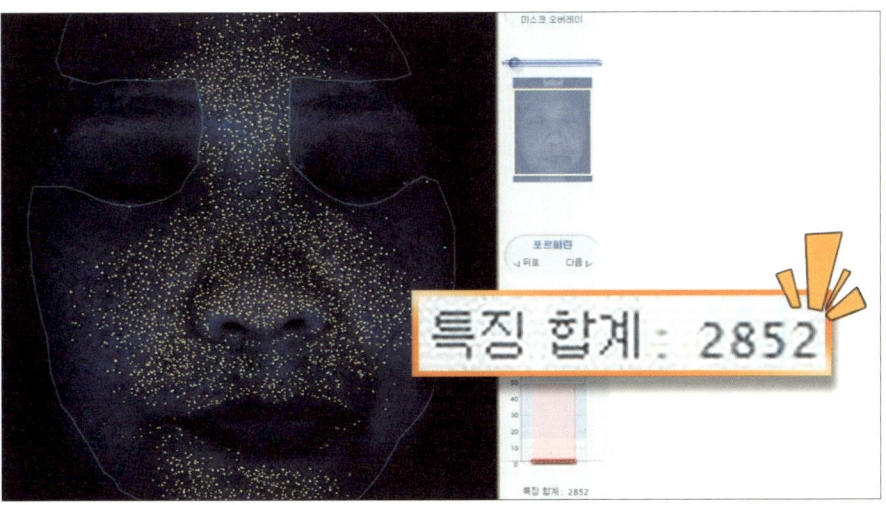

피지는 계속 분비되므로 전혀 없을 수는 없다. 보통 200~300개 정도면 양호한 편이고 대부분의 사람 얼굴에는 평균 1000개 이상의 피지가 존재한다. 그러나 이아름 주부의 경우 피지가 무려 2852개나 되는 것으로 확인됐다.

가 건조하면 각질이 많이 생기는데, 이 각질이 모공을 막아 피지가 원활하게 배출되지 못하면 모공 속에 피지가 쌓이기 때문이다.

피부 염증 일으키는 모낭충

피지가 많으면 뾰루지나 각종 피부 염증이 쉽게 생기는데 그 이유는 모낭충 때문이다. 모낭충은 여드름 균이나 피지를 먹고 사는 진드기의 일종으로, 피지가 많은 사람의 T존 부위에 주로 서식한다. 크기는 300㎛ 정도로 작아서 육안으로는 보이지 않고 현미경으로만 관찰이 가능하다. 모낭충은 모공 속에서 죽는데 모낭충이 많은 사람의 모공 속을 현미경으로 살펴보면 모낭충, 알, 배설물, 사체 등이 피지와 섞여 있는 것을 확인할 수 있다.

이렇게 모낭충 사체와 배설물 등이 모공을 꽉 막고 있으면 염증을 일으켜 여드름처럼 곪게 된다. 모낭충은 우리 몸에 특별히 해를 끼치지는 않지만, 모낭충이 많으면 많을수록 모공이 커지고 피지 분비도 늘어나 피부 노화의 원인이 된다. 또 뾰루지와 가려움증, 악성 여드름, 모낭염, 피부 자생력 저하, 피부 늘어짐 등의 증상을 유발해 피부건강에 해가 되기도 한다.

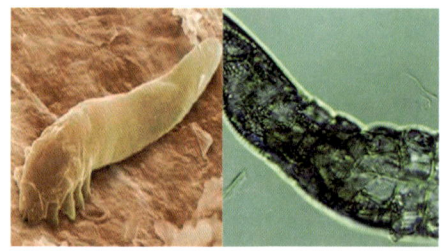
피부에 염증을 일으키는 모낭충 모습

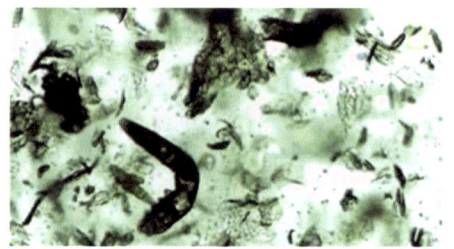
모낭충 사체와 배설물로 뒤엉켜 있는 모공 속 피지 모습

울퉁불퉁 오렌지 피부에서
매끈한 달걀 피부로 바꿔주는
구름팩 세안법

손으로 짜고, 족집게로 뽑고, 때밀이로 밀어보고, 코팩으로 제거도 해보고, 피지를 없애기 위해 온갖 방법을 동원해도 며칠 지나면 다시 생기는 피지. 피지를 억지로 떼어내면 모공이 자극을 받아 피부가 탄력을 잃고 모공이 넓어지면서 오히려 더 많은 피지가 쌓이는 부작용을 초래한다. 따라서 피지는 모공 속에서 서서히 녹여 자연스럽게 외부로 배출될 수 있도록 처리하는 것이 가장 좋다. 여기, 깨끗한 동안 피부를 자랑하는 김은순 몸신의 피부 자극 없는 구름팩 세안법을 소개한다.

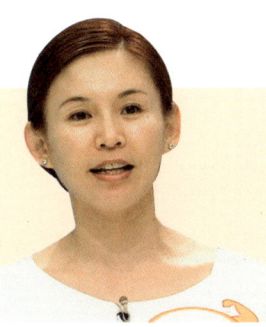

몸신 김은순 46세/주부 모델
김은순 몸신의 얼굴에서는 83개의 피지밖에 발견되지 않아 스튜디오에 있던 모두를 놀라게 했다.

| STEP 1 | **15분 만에 피지 없애는 구름팩 세정제 만들기**

재료 : 달걀흰자 1개, 레드와인 1스푼, 밀가루 1스푼

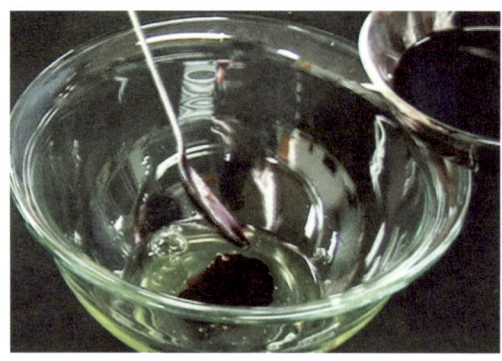

1. 그릇에 달걀흰자 1개와 레드와인 1스푼을 넣는다.

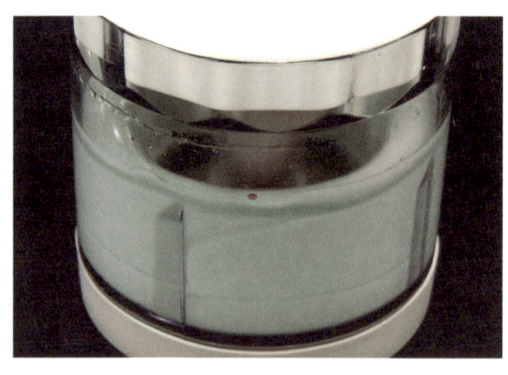

2. 전동 거품기로 약 1분간 돌려 거품을 낸다.

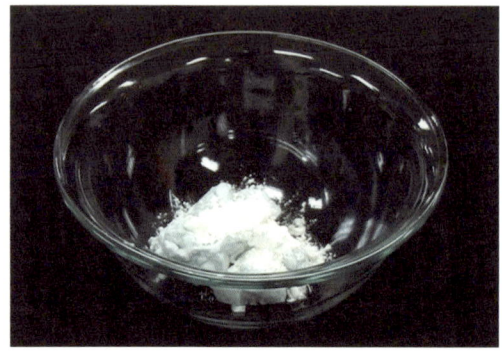

3. 거품이 흐르지 않도록 밀가루 1스푼을 넣고 섞는다.

밀가루는 달걀흰자와 와인이 분리되는 것을 막아주고 녹말 성분이 미백 효과를 낸다.

TIP 전동거품기 없이 거품 만들기

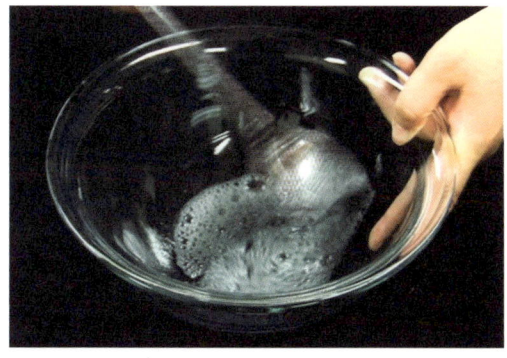

1. 숟가락으로 15분 정도 저어주면서 거품을 만든다.

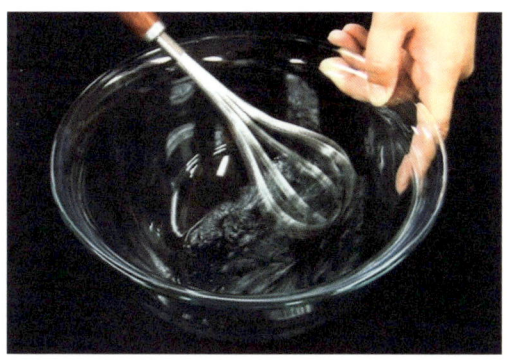

2. 거품기로 10분 동안 저어주면서 거품을 만든다.

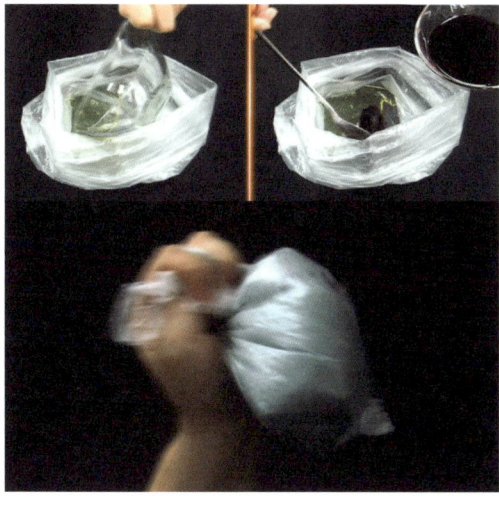

3. 비닐 안에 달걀흰자와 레드와인을 넣고 약 5분 동안 세게 흔들어준다.

STEP 2 구름팩 세정제로 세안하기

1. 얼굴 전체에 풍성한 느낌이 나도록 꼼꼼하게 펴 바른다.

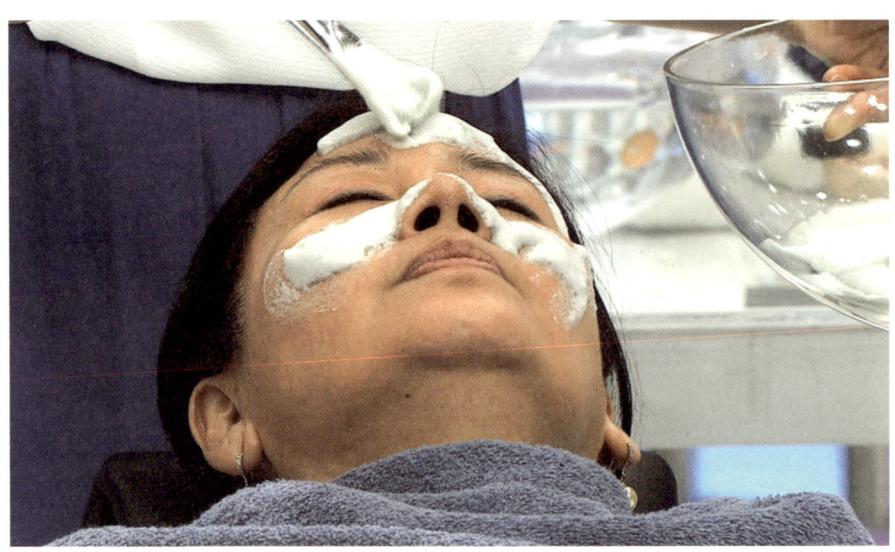

2. 15분 동안 팩을 한다.

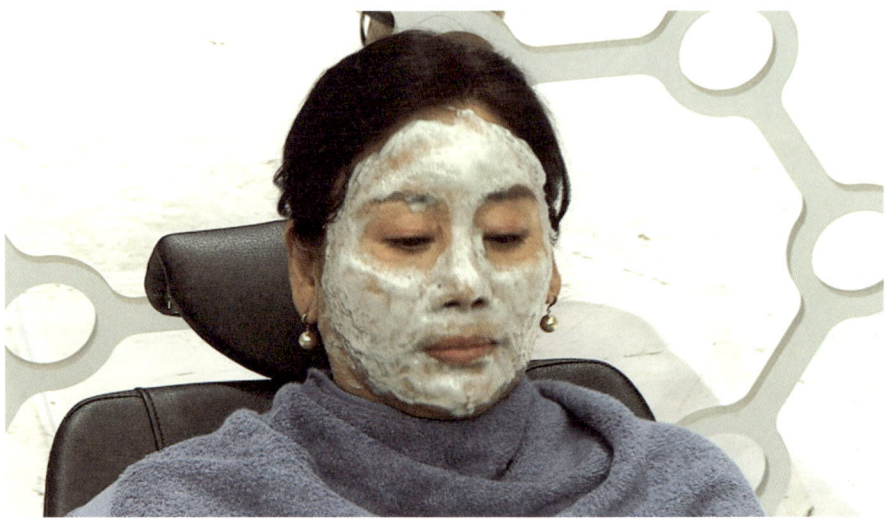

3. 미온수로 깨끗하게 씻어낸다.

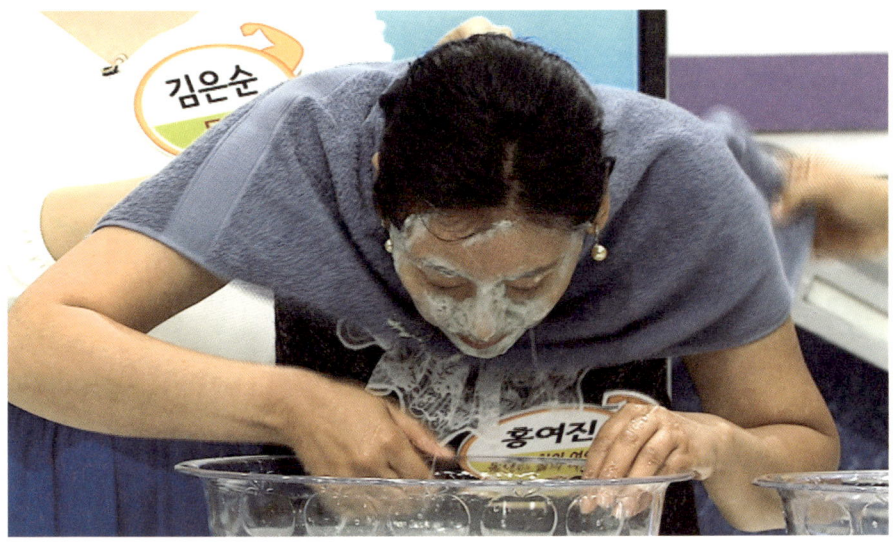

4. 팩 잔여물이 남지 않도록 세안용 솔로 거품을 깨끗하게 제거한다.

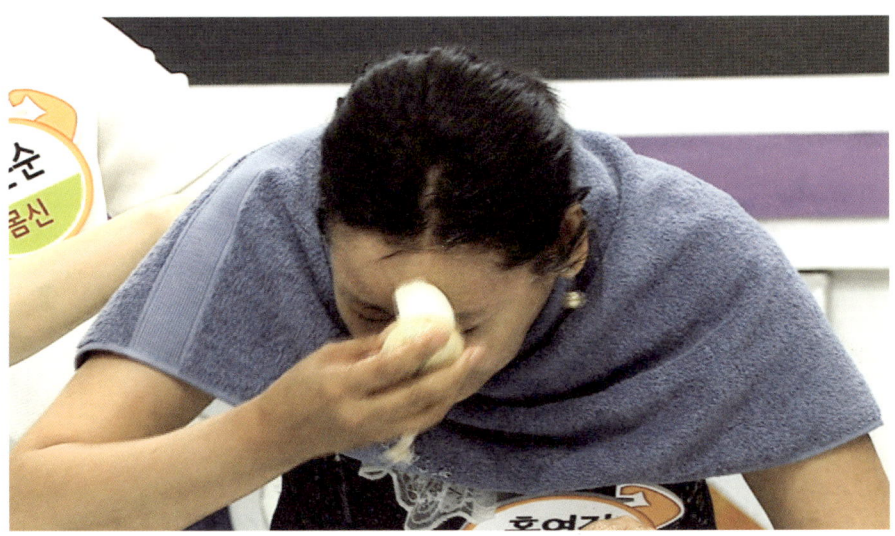

모공이 넓은 경우 밀가루가 모공에 낄 수 있으므로 반드시 세안용 브러시를 사용한다. 피부가 약한 경우 브러시가 피부에 자극이 될 수 있으므로 부드럽게 롤링하듯 세안한다.

구름팩 세안제의 효과

달걀흰자에 풍부한 알부민 성분은 흡착력이 뛰어나 강력한 세정작용을 한다. 따라서 모공 속 깊숙한 곳에 있는 피지까지 빨아들이는 효과가 있다. 또 달걀에 다량 함유된 단백질과 리조틴이라는 효소가 정화, 소독, 살균 작용을 하기 때문에 세안제로 사용하면 필링을 한 것처럼 피부가 부드럽고 매끄러워지며 노폐물 제거와 피부진정 효과까지 얻을 수 있다.

레드와인에 함유된 AHA(알파 하이드록시 애시드) 성분과 레스베라트롤이라는 폴리페놀 성분은 기름기를 녹이는 강력한 성분으로 피지를 녹이는 역할을 한다. 또 와인의 끈적이는 당 성분이 피부 속의 여러 오염물질을 흡착해 노폐물을 제거하는 데도 효과적이다. 그밖에 와인의 알코올 성분이 피부소독과 수렴작용을 하기 때문에 피지 제거 후 모공을 조이는 효과도 기대할 수 있다.

달걀흰자와 와인을 그냥 바르지 않고 거품을 내서 팩을 하면 기포가 피부표면 모공에 밀착돼 노폐물과 각질을 보다 효과적으로 빼낼 수 있고, 피부 깊숙한 곳의 피지 흡착에도 유리할 뿐 아니라 피부 자극도 최소화할 수 있다. 구름팩을 일주일에 2~3회 정도 꾸준히 해주면 깨끗한 피지 상태가 유지된다.

▶ **탤런트 홍여진의 구름팩 전후 피지 상태 비교**

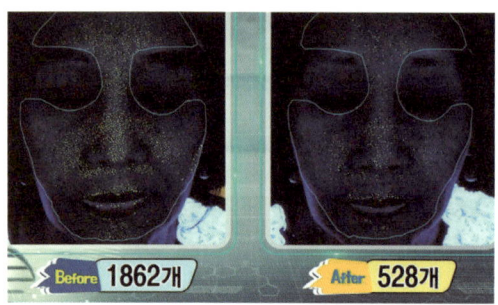

구름팩 전 1862개였던 홍여진의 피지가 528로 1334개나 감소한 것으로 확인됐다.

몸신의 PLUS TIP
맑은 피부 톤 만드는 순환차

피부는 신체 내부 장기와 모두 연결돼 있어 순환계와도 밀접하다. 우리 몸의 순환계는 크게 혈관계, 심장계, 림프관계로 이루어져 있으며 몸의 각 기관에 영양과 산소, 에너지 등을 공급한다. 따라서 순환계가 제 기능을 못하면 피부가 피지를 밖으로 배출하는 능력도 떨어진다. 예를 들어, 스트레스를 받으면 근육이 딱딱해지면서 모세혈관을 누르게 되고 순환되지 못한 혈이 얼굴에 차오르면서 점점 얼굴이 붉어지고 피지 분비가 늘어나 피부 톤도 칙칙해진다. 따라서 피지의 원활한 배출을 위해서는 몸의 순환계도 건강해야 한다.

순환차를 꾸준히 마신 김은순 몸신은 윤기 있는 피부는 물론 평소 불편했던 하지정맥류를 개선했다고 한다. 순환차가 우리 몸의 순환계를 원활하게 해 혈관해독 역할까지 한 것이다.

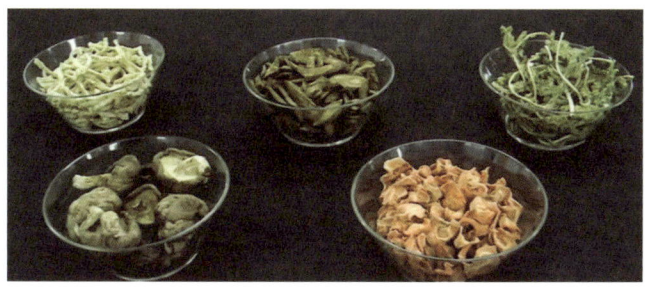

재료 말린 시래기, 말린 표고버섯, 말린 우엉, 말린 당근, 말린 무

시래기 : 간 기능을 회복시키고, 해독작용을 통해 오장육부를 편하게 한다.
표고버섯 : 동의보감에 의하면 맛은 달고 독이 없어 정신을 맑게 하고 입맛을 돋우며 구토와 설사를 멎게 하는 효능이 있다.

우엉 : 열을 내리고 피를 맑게 하며 독기를 배출하는 데 탁월한 효과가 있다.

당근 : 동의보감에 의하면 성질이 따뜻해 몸이 냉한 사람, 장이 약한 사람에게 좋다.

무 : 본초강목에 의하면 채소 중 가장 이로운 채소로 과도한 위산을 해독하고 허한 기를 보충한다.

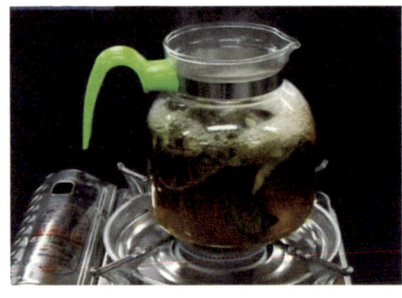

만들기

시래기, 표고버섯, 우엉, 당근, 무를 같은 비율로 섞어 끓여서 물처럼 복용한다.

TIP 비위가 약한 사람은 시래기와 무를 적게 넣고 끓이는 것이 좋다.

몸신 주치의의 PLUS TIP
피지 줄이는 생활 습관 & 음식

잘 때 반듯하게 누워서 자라

피지는 잠을 잘 때 특히 많이 배출된다. 옆으로 누워서 자면 얼굴이 베개에 눌리면서 피지 배출을 막고, 그로 인해 모공이 막히게 된다. 그래서 왼쪽으로 자는 습관이 있는 사람은 왼쪽 얼굴에 피지가 많고, 오른쪽으로 자는 습관이 있는 사람은 오른쪽 얼굴에 피지 양이 많다. 따라서 반듯하게 누워서 자는 습관이 피지 배출에 큰 도움이 된다. _오한진 가정의학과 전문의

최소한 밤 12시 이전에 자라

피부세포는 숙면하는 동안 재생되는데, 밤 10시~새벽 2시에 인체의 모든 세포는 노폐물을 배출하고 새로운 영양을 받아들여 세포분열을 하며 새로운 에너지를 충전한다. 특히 밤에는 멜라토닌이 분비되어 피부를 하얗게 만드는데, 멜라토닌 분비는 일반적으로 새벽 2시에 최고조에 이른다. 따라서 이 시간대에 잠을 설치거나 깨어 있으면 피부가 칙칙해지고, 피지선 기능이 활발해져 피부가 거칠고 번들거리게 된다. 최소한 밤 12시 이전에 잠자리에 드는 것이 피부 건강에 도움이 된다. _한진우 한의사

양배추, 사과, 토마토를 자주 먹어라

얼굴에 피지가 많아 걱정인 사람은 평소에 식이섬유와 비타민, 무기질이 풍부한 양배추, 사과, 토마토를 자주 먹는다면 효과를 볼 수 있을 것이다. 식이섬유와 비타민은 우리 몸에 소화되는 과정에서 장의 활동을 도와 소화를 촉진하며 혈액순환을 원활히 한다. 때문에 몸속 노폐물 배출작용을 도와 모공 속에 막혀 있는 피지의 분비를 줄이는 데도 효과적인 역할을 한다. _임경숙 임상영양학 교수

커피와 에너지 음료를 멀리해라

커피를 비롯한 에너지 음료에 많은 카페인은 피부 속 수분을 빠르게 빼앗아 피부를 건조하게 하고, 피지 분비량을 높여 피부 트러블을 생기게 한다. 특히 커피에 들어 있는 설탕은 피부 콜라겐 성분을 파괴하고, 체내 활성산소를 증가시켜 피부노화를 부추긴다. 따라서 피부 트러블이 자주 생기고 피부가 예민한 사람은 커피를 멀리하는 것이 좋고, 마시더라도 인스턴트커피보다는 설탕을 넣지 않은 원두커피를 하루 한 잔 정도 마시되, 그 이상 마시지 않는 것이 좋다. _이진한 의학전문기자

몸 신 건 강 법 7

고관절 통증을
개선하는
5분 게걸음 운동법

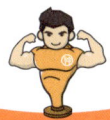

목숨마저 위협하는 고관절질환

사람들은 대부분 통증하면 어깨, 무릎, 손목, 발목 등의 관절을 떠올린다. 하지만 우리 몸에는 이러한 관절들 이외에 크고 작은 여러 개의 관절이 존재하는데, 중년과 노년으로 갈수록 세심한 관리가 필요한 관절이 바로 고관절이다. 고관절은 우리의 몸을 자유롭게 움직일 수 있게 만들어주는 관절 중에서 두 번째로 큰 관절에 속하며, 골반과 허벅지 쪽 뼈를 이어 상체와 하체를 연결해주는 관절로서 걷기, 앉기, 뛰기 등 하체의 모든 움직임을 가능하게 해준

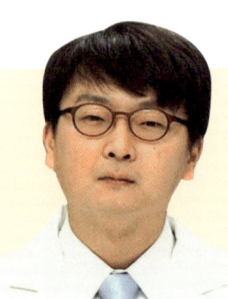

몸신 주치의 조우람 분당서울대병원 정형외과 조교수
고관절질환 전문의로 대한정형외과학회, 대한고관절학회,
대한골절학회 등의 정회원으로
미국 고관절 슬관절 학회 국제회원으로도 활동하고 있다.

다. 이렇게 고관절은 하체의 모든 활동을 관장하는 만큼 골절, 노화로 인한 마모, 질병에 의한 합병증 등으로 손상이 오게 되며 이러한 손상은 하체의 모든 활동을 불가능하게 한다.

이렇게 중요한 관절임에도 불구하고 사람들이 잘 모르고 방치하는 경우가 허다하며, 더욱 무서운 것은 다른 관절과는 달리 병이 진행되기 전까지는 전혀 전조증상이 없어 병을 묵히게 된다는 것이다. 때문에 평소 관리가 무엇보다 중요하다고 고관절 전문의들은 강조한다.

고관절은 달리거나 점프를 할 때 체중의 10배 정도의 부담을 버텨야 하기 때문에 퇴행성의 변화가 무릎 다음으로 쉽게 찾아온다. 연골이 닳아 없어지면 고관절 뼈가 서로 부딪치면서 퇴행성 관절염이 올 수 있고, 게다가 혈액순환도 잘 안된다면 산소와 영양이 제대로 공급되지 않아 뼈가 썩는 무혈성 괴사가 생길 수도 있다. 더군다나 어깨, 무릎, 손목, 발목 등의 다른 골절로 사망하는 경우는 드문 반면, 고관절 골절은 수술을 해도 1년 내에 15~20% 사망하게 되는 무서운 질환이다. 때문에 노년기에 접어들수록 낙상 사고를 조심해야 한다. 가벼운 낙상으로도 쉽게 부러져 생명을 위협하는 경우가 많기 때문이다.

퇴행성 변화도 빠르며, 골절 시 사망까지도 이어지는 고관절! 현재 내 고관절은 안전할까? 만약 지금 현재 양반다리 하는 것이 힘들거나, 걸어 다닐 때 허벅지 안쪽에서 통증이 시작됐다면 이미 고관절 질환이 상당히 진행 중이라고 의심해 보아야 한다. 왜냐하면 고관절은 앞서도 말했듯이 전혀 전조증상이 없기 때문이다.

참을성 많아 조기발견 어려운 고관절질환

무릎, 허리, 어깨는 조금만 이상이 생겨도 쑤시고 결리고 아프다. 그런데 고관절은 심각한 질환으로 진행되기 전까지 증상을 보이지 않는 참을성 많은 관절이다. 고관절은 어떻게 생겼기에 이렇게 참을성이 많을까? 몸신 주치의 조우람 교수의 조언을 통해 알아보자.

고관절은 골반과 다리를 연결하는 관절로 상체와 하체를 이어주는 매우 중요한 관절이다. 몸 안쪽에 자리 잡고 있으며 둥근 볼처럼 생긴 대퇴골두와 이 볼을 감싸는 소켓 모양의 골반비구로 구성돼 있고, 크기는 4.5~5cm 정도로 무릎관절 다음으로 크다.

고관절은 무릎관절보다 2배 작은데도 약 2배 많은 4개의 인대와 21개의 근육들로 단단히 둘러싸여 있다. 이처럼 잘 보호되고 있는 관절이라 병이 웬만큼 깊어질 때까지 알아차리기 힘들다. 이 때문에 평소 건강했던 사람이 어느 날 갑자기 고관절질환으로 큰 수술을 받거나 걷지 못하는 등 위험한 상황에 놓이기 쉽다.

고관절과 고관절 주위 근육 및 인대

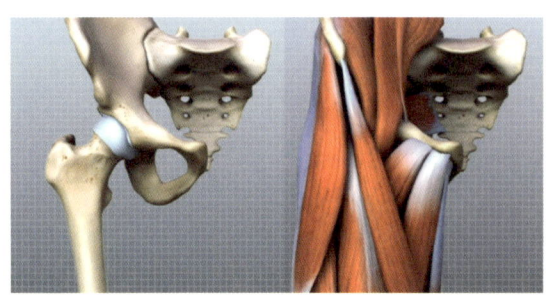

근육과 인대가 고관절을 안정적으로 감싸고 있기 때문에 병이 생겨도 조기발견이 쉽지 않다.

대표적인 고관절질환

수술해도 사망위험 높은 고관절 골절

고관절 골절은 골밀도가 급격히 떨어지는 60대 이상 연령층에 생기기 쉽다. 남성보다 여성이 골다공증에 걸릴 확률이 2~3배 높기 때문에 특히 여성에게 고관절질환이 많이 일어난다. 골다공증으로 인해 뼈가 푸석푸석해지면 엉덩방아를 찧으며 살짝 넘어지기만 해도 체중의 4배 이상 충격이 가해지면서 고관절 여러 부위에 골절이 생기기 때문이다. 고관절이 부러지면 거동이 어려워져 누워서만 생활하게 되면서 심폐기능 저하와 폐렴 등으로 사망할 위험이 높다. 보통 수술하지 않으면 1년 안에 60%가 사망하고 수술해도 15~20%가 사망하는 것으로 알려져 있다.

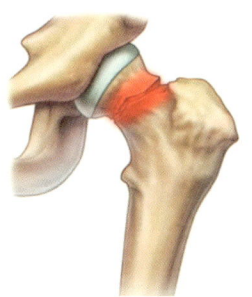 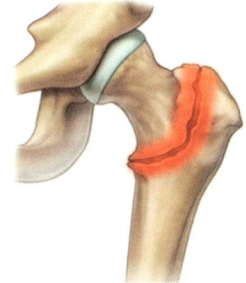

고관절 골절

갑자기 주저앉게 만드는 대퇴골두 무혈성 괴사

골반과 허벅지의 대퇴골이 맞물리는 부위를 대퇴골의 머리라고 해서 대퇴골두라고 부르는데, 대퇴골두 무혈성 괴사는 이 부위에 혈액이 제대로 공급되지 않아 골세포가 죽는 질환이다. 한마디로 고관절이 썩는 병이라고 할 수 있다. 주로 30~50대 남성에게 많이 발생하고 과도한 음주, 스테로이드제 장기 사용 등이 원인인 것으로 알려져 있다. 고관절에 생기는 대부분의 질환이 그렇듯 대퇴골두 무혈성 괴사도 초기에는 통증 없이 진행되기 때문에 걷기 어려울 정도로 통증이 느껴질 때는 이미 괴사가 상당히 진행된 단계일 가능성이 높다.

대퇴골두 무혈성 괴사

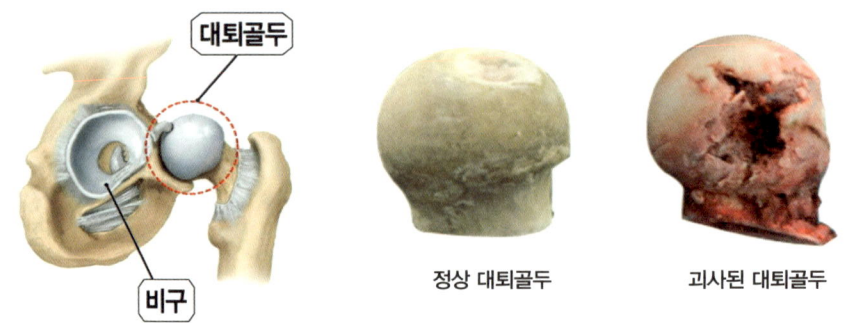

정상 대퇴골두   괴사된 대퇴골두

연골 파열을 일으키는 충돌증후군

충돌증후군은 어깨, 고관절, 무릎 등 뼈와 뼈가 맞물리는 부위가 서로 충돌을 일으키면서 통증을 유발하는 질환이다. 관절 부위를 과도하게 사용하거나 나이가 들어 퇴행성 변화가 진행되면 뼈 주위의 인대, 근육, 힘줄 등의 유연성이 떨어지면서 충돌증후군이 나타나기 쉬운데, 고관절에서는 골반과 대퇴골이 맞물리는 부위의 비구와 대퇴골두가 커지고 딱딱해지면서 발생한다.

이렇게 뼈와 뼈 사이가 딱딱해지고 좁아지면서 충돌이 자주 발생하면 뼈 말단을 감싸고 있는 연골이 파열돼 몸을 움직일 때마다 통증이 심해지기 때문에 운동범위가 제한된다.

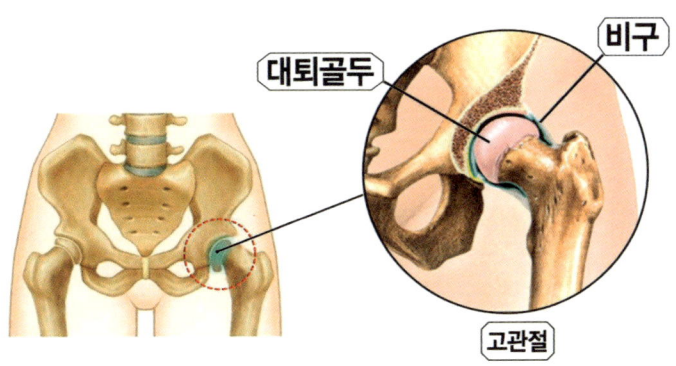

고관절 충돌증후군

고관절 건강상태 체크하는 통증 유발 검사

아파서 병원을 찾을 때는 이미 중증 고관절질환일 가능성이 높다. 그러나 조기발견이 어렵다고 해서 막연히 두려워만 할 필요는 없다. 병원검진을 통해 고관절의 건강상태를 미리 알아보는 것이 가장 확실하지만 간단한 검사로도 고관절의 이상 여부를 체크할 수 있다. 고관절의 운동범위를 최대화해 통증이 나타나는지 알아보는 통증 유발 검사를 하면 된다. 이 검사에서 통증이 느껴지면 고관절질환을 의심해야 한다.

4자 모양 검사

1. 똑바로 누워 한쪽 다리를 굽혀 발을 반대쪽 허벅지 위에 놓아 다리를 4자로 만든다.

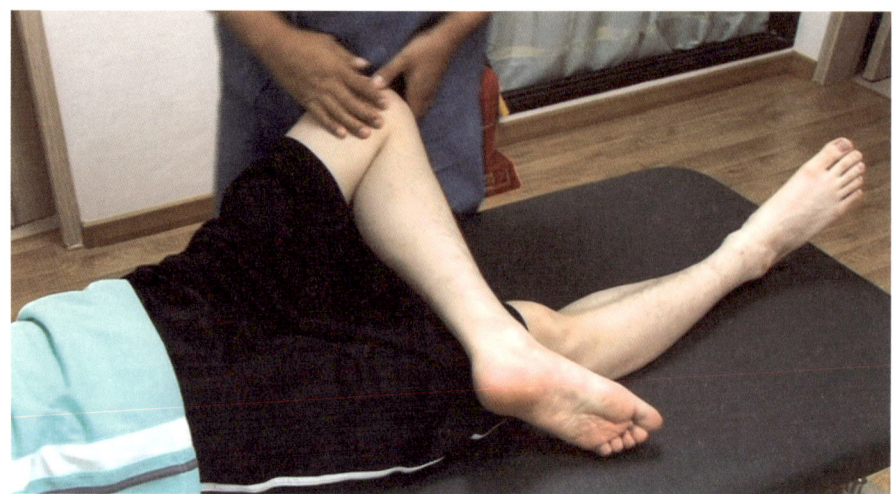

2. 다른 사람이 구부린 다리의 무릎과 반대쪽 골반을 잡고 눌러 구부린 다리 쪽 고관절에 통증이 있는지 확인한다. 엉치 부위를 제외한 고관절 주변 부위에 통증이 있는 경우 고관절질환이 진행되고 있을 가능성이 높다.

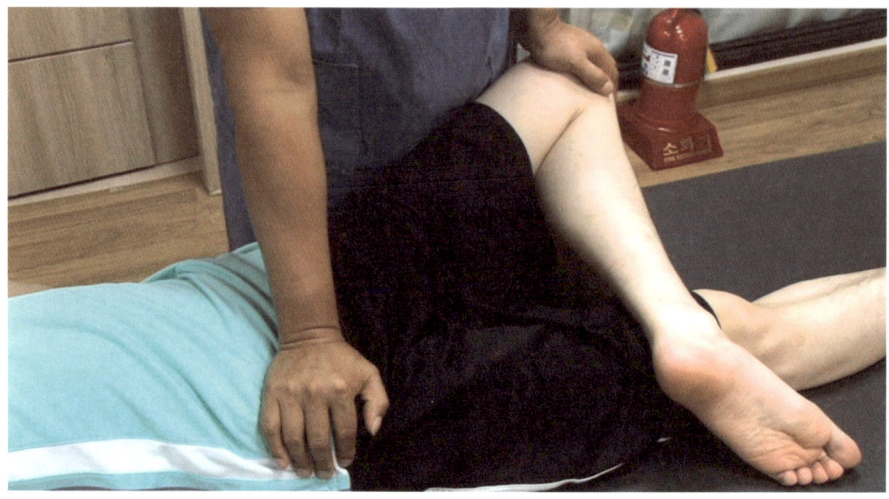

외회전, 굴곡, 내전, 회전 검사

1. 한쪽 다리를 구부려 무릎을 배꼽 쪽으로 당기면서 통증이 있는지 확인한다.

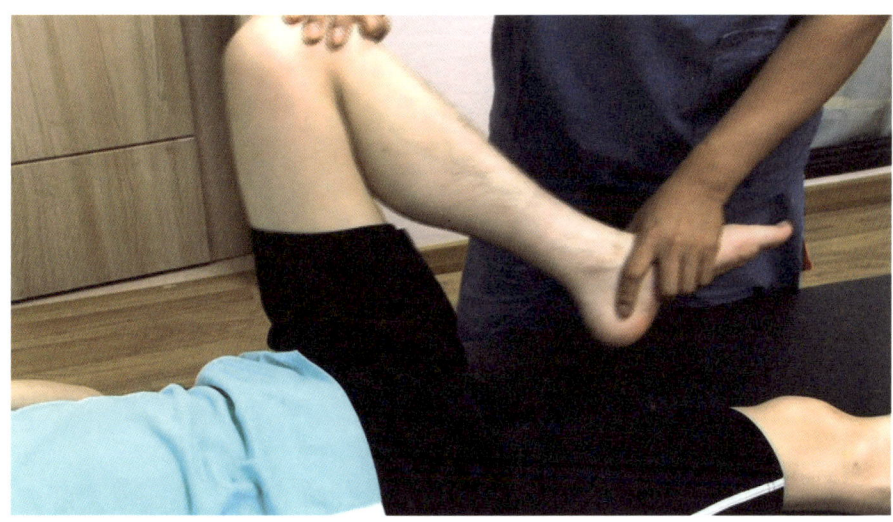

2. 구부린 다리를 원을 그리듯이 안쪽으로 회전시켰다가 다시 바깥쪽으로 회전시키면서 통증이 있는지 확인한다.

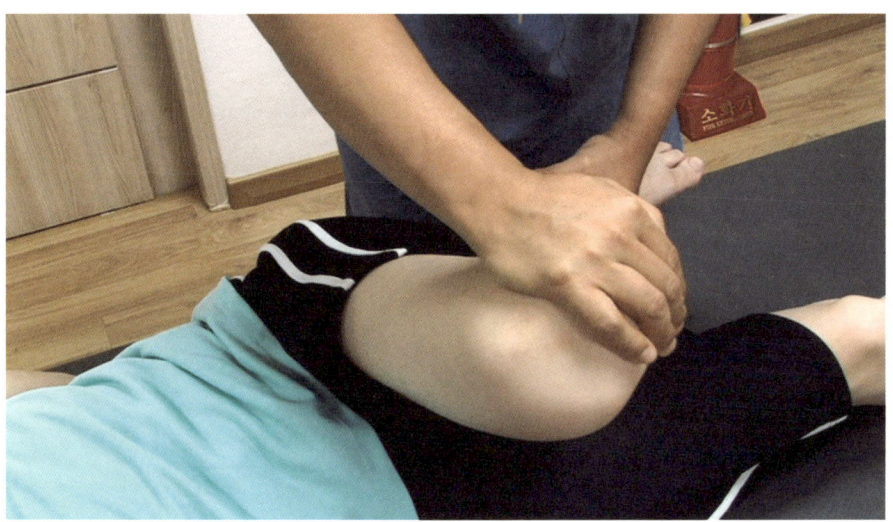

고관절질환
예방하는 운동

고관절이 약한 사람은 허벅지 바깥쪽의 힘이 약해 고관절이 안쪽으로 말리면서 통증이 나타난다. 이때 게걸음 운동을 해주면 허벅지 바깥 근육이 강화돼 고관절이 제 위치를 찾음으로써 통증이 완화되고 고관절질환도 예방할 수 있다. 김승민 몸신이 소개하는 게걸음 운동법은 매일 5분씩 꾸준히 옆으로 걷기만 하면 되는 간단한 운동이다. 고관절은 심하게 망가지고 나면 회복하기 어려우므로 되도록 건강할 때부터 이 운동을 시작하는 것이 좋다.

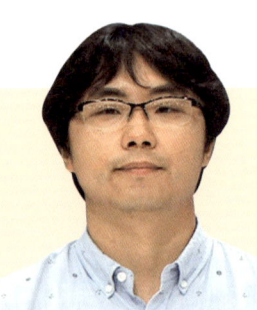

몸신 김승민 고려대학교병원 재활의학과 물리치료사
게걸음 운동법을 소개한 김승민 몸신은 한국자가이완협회 사무국장, 노르웨이식 재활운동 '뉴렉' 국제강사로도 활동하고 있다.

| ACTION | 고관절 통증을 완화하는 5분 게걸음 운동법 |

1. 시중에서 구할 수 있는 탄력밴드를 준비한다. 밴드 색깔에 따라 탄성이 다르므로 자신의 근력 상태에 맞는 밴드를 선택한다.

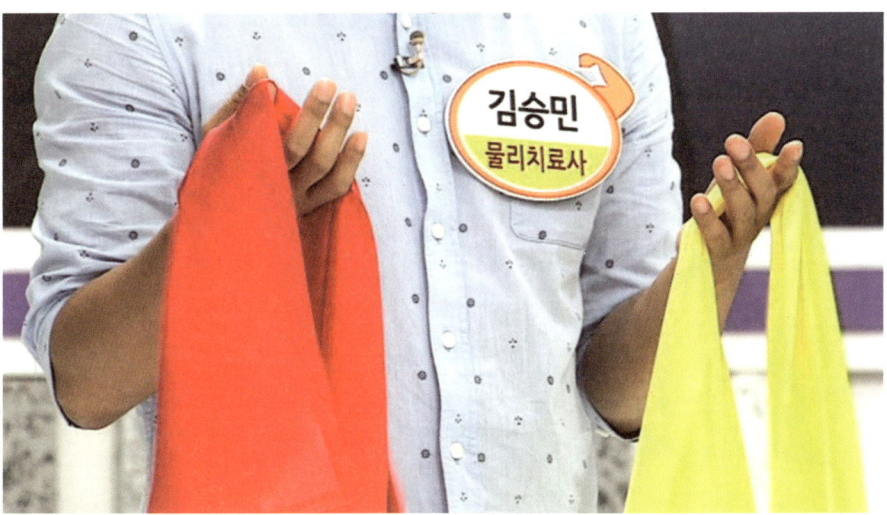

2. 적당한 강도로 너무 느슨하지 않게 묶는다.

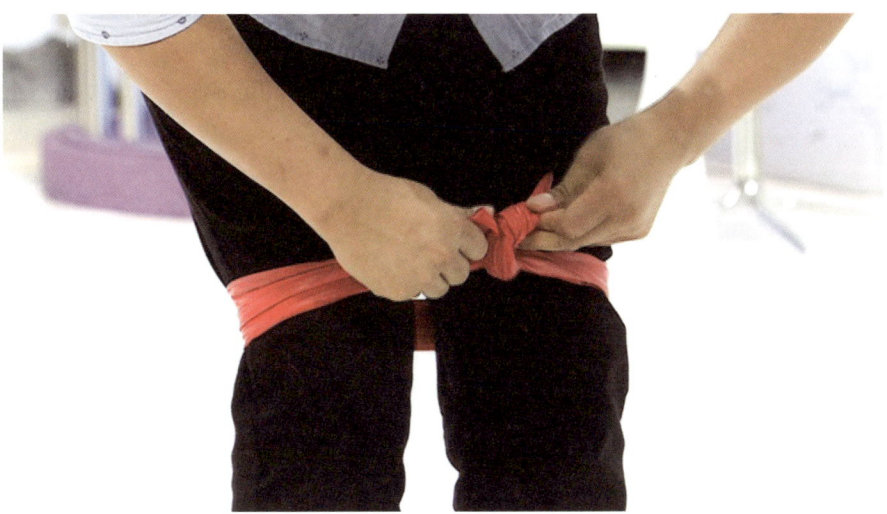

3. 다리를 벌리고 엉덩이를 뒤로 뺀다. 양쪽 다리를 벌리면서 45도 각도로 무릎을 구부려 의자에 앉듯 엉덩이를 뒤로 뺀다. 양쪽 무릎을 두 번째 발가락 위치에 맞게 벌리고 무릎이 엄지발가락보다 앞으로 나가지 않도록 자세를 유지하고 복부에 힘을 주어 준비한다.

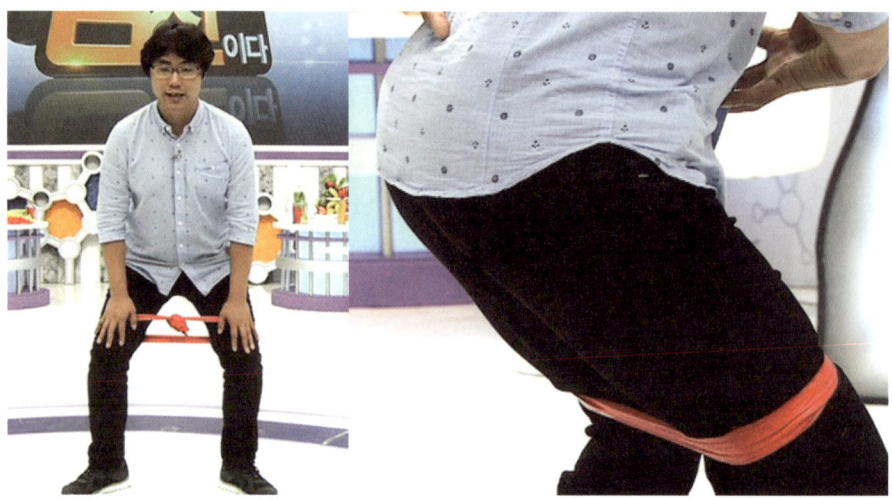

4. 허벅지 근육을 이용해 왼쪽으로 5걸음, 오른쪽으로 5걸음씩 게처럼 옆으로 걷는다. 이 동작을 총 5회 반복한다.

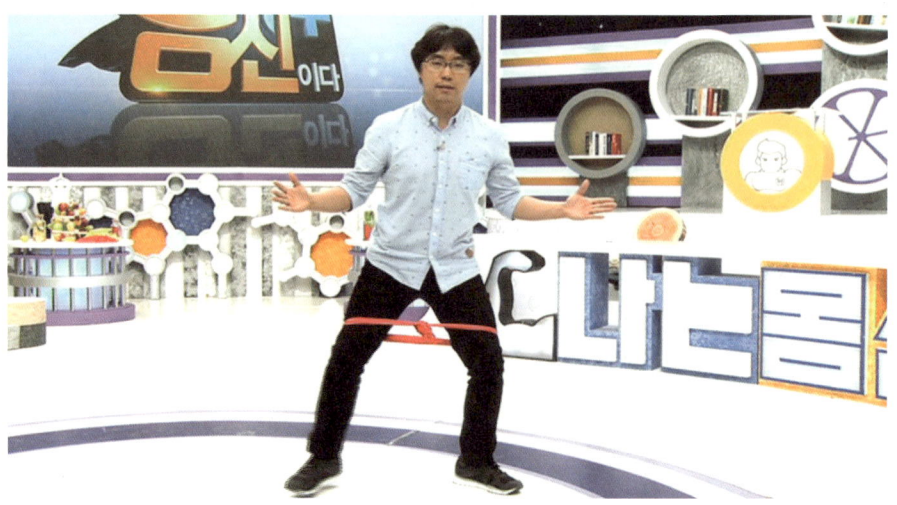

5. 무릎을 고정하고 엉덩이 힘으로 일어선다.

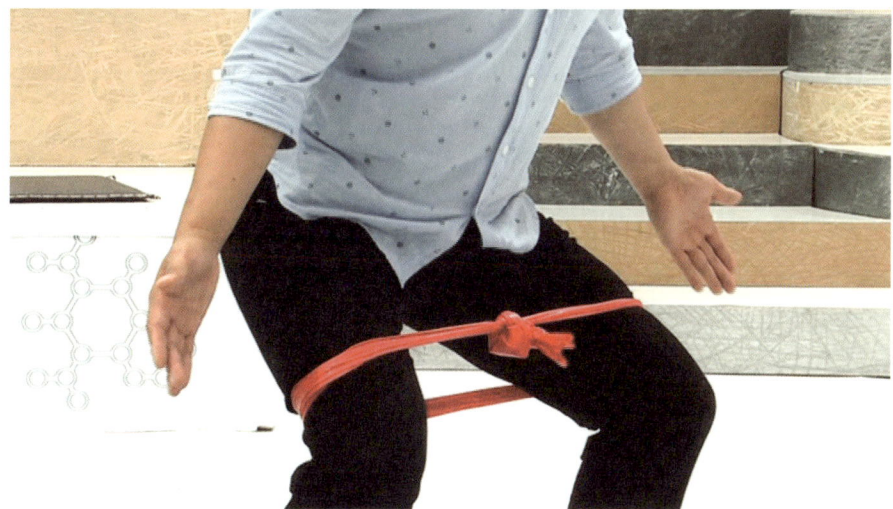

TIP 1. 나이 든 사람이나 다리 근력이 약한 사람은 탄성이 약한 탄력밴드를 사용하거나 밴드 없이 게걸음을 걸어도 된다.
2. 근력이 약한 사람은 처음부터 무리하지 말고 운동량을 조금씩 늘려가도록 한다.

▶ 개그우먼 배연정의 5분 게걸음 운동 전후 고관절 통증 비교

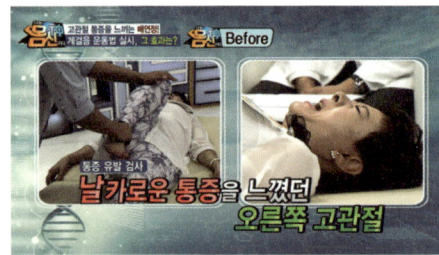
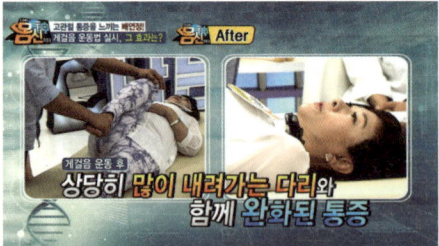
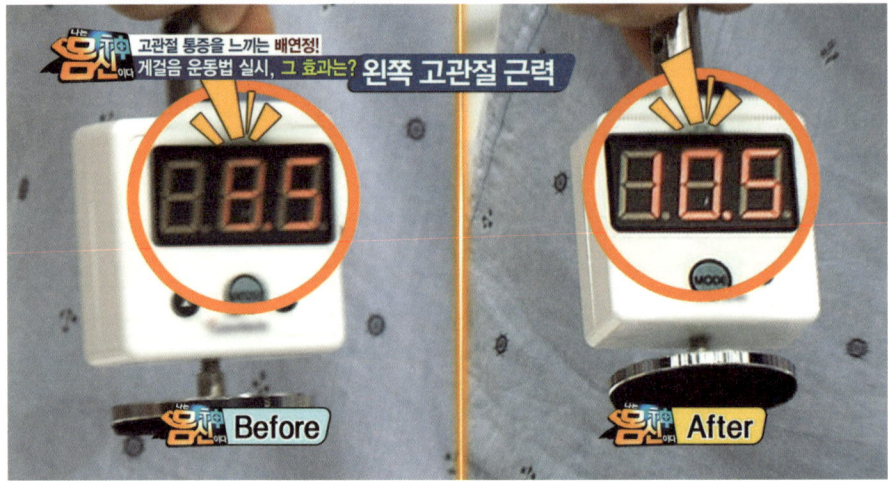

통증 유발 검사 시 고관절 바깥쪽에 날카로운 통증을 호소했으나 운동 후에는 다리가 바닥에 닿을 때까지 통증이 나타나지 않았다. 고관절 근력을 검사하는 기기 측정에서도 근력이 3.7kg에서 7.8kg으로 4.1kg 증가한 것으로 확인됐다.

몸신 주치의의 PLUS TIP

일상생활에서 고관절 단련하는 다리운동법

전조증상이 없는 만큼 평소 관리가 무엇보다 중요한 고관절 단련을 위해 몸신 주치의 조우람 교수가 알려준 일상생활 속 다리운동법을 소개한다.

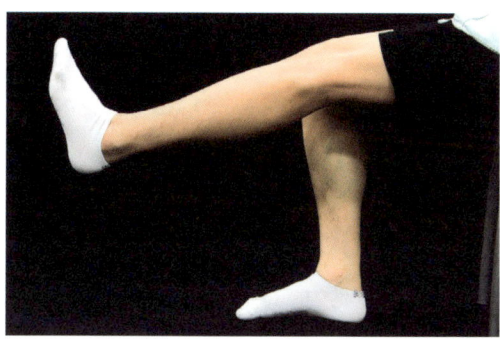

발목 들어올리기
의자에 앉아 한쪽 다리를 쭉 들어올린 다음 발목을 다리 쪽으로 당겨 6초간 유지한다. 이 운동을 꾸준히 하면 허벅지 부위 근육이 강화되고 다리의 혈액순환이 원활해진다.

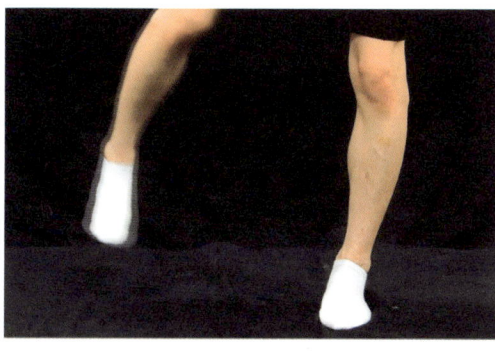

다리 돌리기
다리를 어깨너비로 벌리고 서서 한쪽 다리를 30도 정도 들어 원을 그리듯 바깥쪽으로 돌려준다. 이 운동은 고관절을 부드럽게 만들고 허벅지 바깥쪽의 외전근과 외회전근을 강화하는 데 효과적이다.

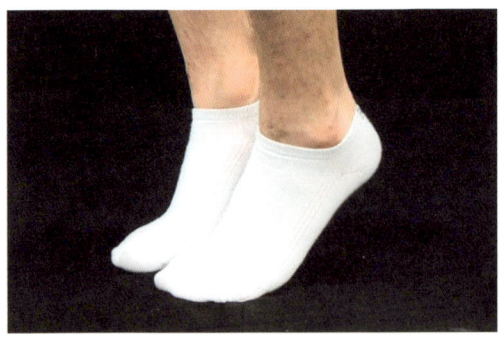

까치발 들기
똑바로 서서 엉덩이와 양쪽 발가락에 힘을 주면서 뒤꿈치를 들어 올린다. 이 운동은 종아리 근육과 허벅지 뒤쪽 신전근을 강화시킨다.

일상생활에서 고관절 망치는 최악의 자세

아래 3가지 자세의 공통점은 고관절 주위를 압박한다는 것이다. 특히 다리 꼬기나 짝다리 짚기는 한쪽 다리에만 체중을 실어 고관절이 변형돼 우리 몸을 불균형으로 만든다. 쪼그려 앉기는 고관절과 무릎관절을 동시에 고도의 굴곡을 일으키는 자세로 관절에 무리를 많이 준다.

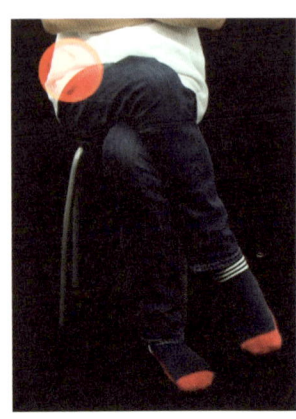

다리 꼬기
한쪽으로만 압력을 가하는 다리 꼬기 자세는 고관절 앞쪽의 근육을 단축시키고, 고관절이 뒤틀려 있는 상태에서 고관절 내 압력을 높여 심한 경우 골반과 허벅지가 맞물리는 부위의 탈구를 유발할 수 있다.

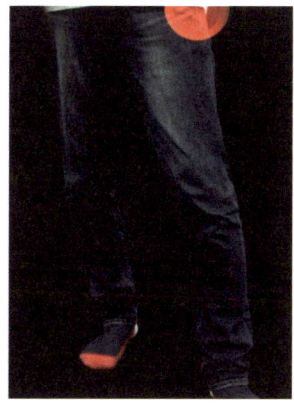

짝다리 짚기

한쪽 다리에만 부담을 주는 짝다리 짚기 자세는 고관절 주변 근육의 불균형을 초래해 결국 다리 길이가 차이 나게 만든다. 이는 결국 고관절 주변 근육은 물론 뼈 자체에 불균형을 유발하는 악순환을 일으킨다.

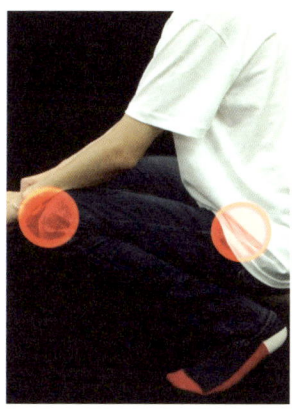

쪼그려 앉기

쪼그려 앉기는 고관절을 과도하게 굴곡시켜 관절에 무리를 많이 주는 자세이다. 또 허리와 무릎 관절에 부담을 많이 줘 고관절에 부담이 더욱 크게 가해지는 자세이기도 하다.

몸신건강법 8

공 하나로
관절 통증 잡는다!
만능볼 건강법

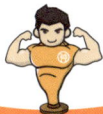

삶의 질 떨어뜨리는
지긋지긋한 관절 통증

중년 이후 삶의 질을 떨어뜨리는 대표적인 요인이 관절 통증이다. 건강보험 심사평가원 발표에 따르면 2014년 관절 통증으로 병원을 찾은 인원은 어깨질환 205만 명, 무릎질환 267만 명, 허리질환 1260만 명에 달한다. 국민 4명 중 1명이 병원치료를 받아야 할 정도의 국민질환이 된 셈이다.

관절 통증은 대개 두 가지 원인으로 인해 발생한다. 관절과 관절 사이에서 완충역할을 하는 연골이 나이가 들면서 닳고 부어 움직일 때마다 통증을 유

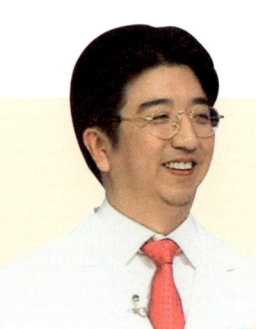

몸신 주치의 유재욱 재활의학과 전문의
이승엽 선수 등 국내 유명 프로야구 선수와 국가대표 프로농구 선수들의 재활치료를 담당하고 있는 전문의로 대한스포츠의학회, 대한신경근골격초음파학회 등의 회원이기도 하다.

발하는 경우가 가장 많고, 잘못된 자세로 인해 근육이 불균형해지면서 통증이 생기기도 한다. 관절 통증은 완치되기도 어렵지만 통증이 나타났다가 견딜 만했다가 오락가락하기 때문에 적극적인 치료를 하지 않고 방치하는 사례가 많다. 이 때문에 수십 년씩 관절 통증에 시달리는 사람이 대부분이지만 알고 보면 관절 통증을 완화하는 아주 간단한 방법이 있다.

근막을 풀어주면 관절 통증도 사라진다

관절 통증을 완화하기 위해서는 근막을 풀어주는 것이 중요하다. 근막은 쉽게 말해 근육을 감싸고 있는 섬유조직으로 뼈 주변의 근육은 물론 내부 장기, 혈관, 신경 등 거의 모든 부위에 형성돼 있다. 또 흡사 스파이더맨 옷을 입은 것처럼 우리 몸은 머리끝부터 발끝까지 세 겹의 근막으로 싸여 있기도 하다. 닭고기 껍질과 살코기 사이에 붙어 있는 하얀 막이 바로 근막이다.

근막의 종류

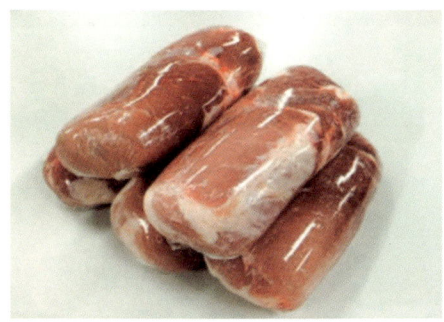

근육 하나하나를 싸고 있는 근막

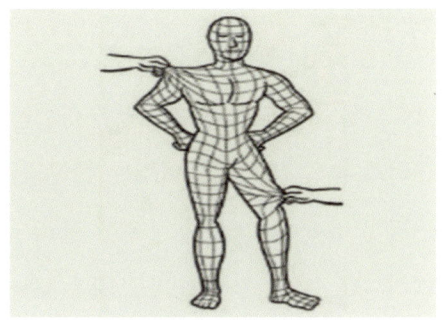

몸 전체를 싸고 있는 근막

근막은 얇은 막이 겹겹이 붙어 있는 모양을 하고 있지만 근육과 근막 사이에는 산소가 원활하게 공급될 수 있도록 실타래처럼 부드러운 탄성이 있어야 한다. 그래야 관절을 펴고 굽힐 때 부드럽게 늘어났다 오므라들었다 할 수 있다. 이 근육과 근막 사이가 딱딱하게 뭉치면서 유착되면 산소가 제대로 공급되지 못하고 노폐물(젖산)이 쌓일 뿐 아니라 탄성도 떨어져 관절을 움직일 때마다 통증이 나타난다. 이렇게 근막이 유착돼 있으면 외부로부터 가해지는 충격을 관절이 고스란히 흡수하면서 관절의 퇴행성 변화가 가속화돼 관절염이 생기기 쉽다. 따라서 유착된 근막을 풀어주는 것은 관절 통증을 완화하기 위해서뿐 아니라 관절염 예방을 위해서도 중요하다.

정상적인 근막과 유착된 근막의 모양

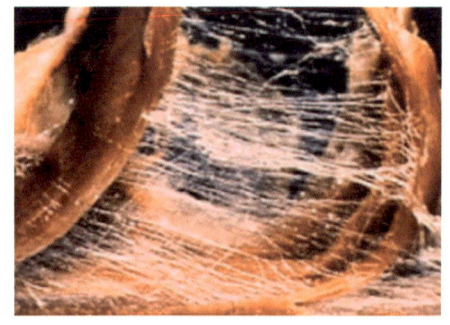

정상적인 근막

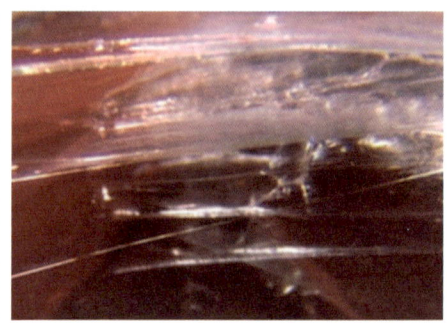

유착된 근막

근막의 유착 상태를 알아보는 관절 근력 테스트

근막이 유착돼 있으면 근육이 움직일 때 힘을 100% 발휘하지 못해 근력도 떨어진다. 따라서 관절의 근력을 테스트하는 것으로 근막의 유착 상태를 알아볼 수 있다. 재활의학과 전문의 유재욱 몸신 주치의의 관절 근력 테스트 요령을 소개한다.

1. 검사 대상자는 똑바로 누워 한쪽 다리를 직각으로 들어올린다.

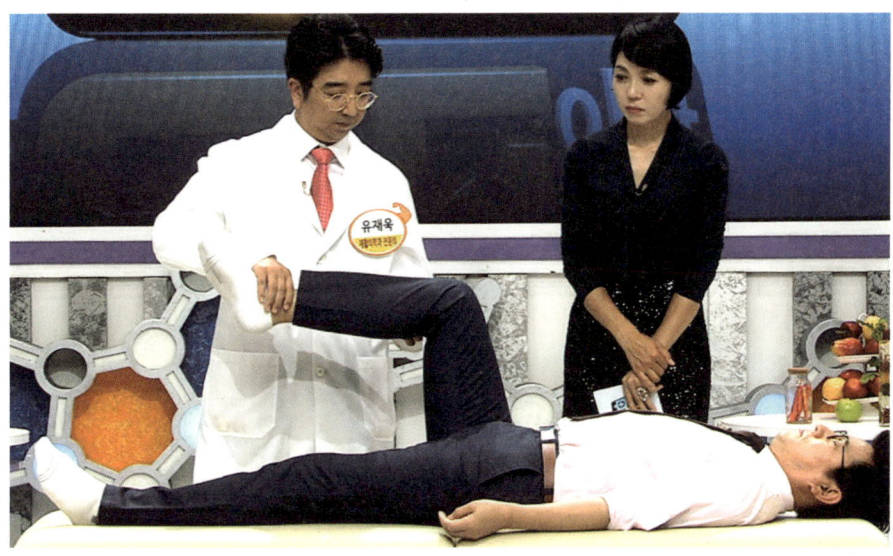

2. 검사자는 대상자의 무릎 사이에 팔을 끼우고 힘을 가해 다리를 굽히도록 한다. 이때 대상자가 통증 때문에 다리를 버티지 못하면 근막이 손상돼 있다는 증거다.

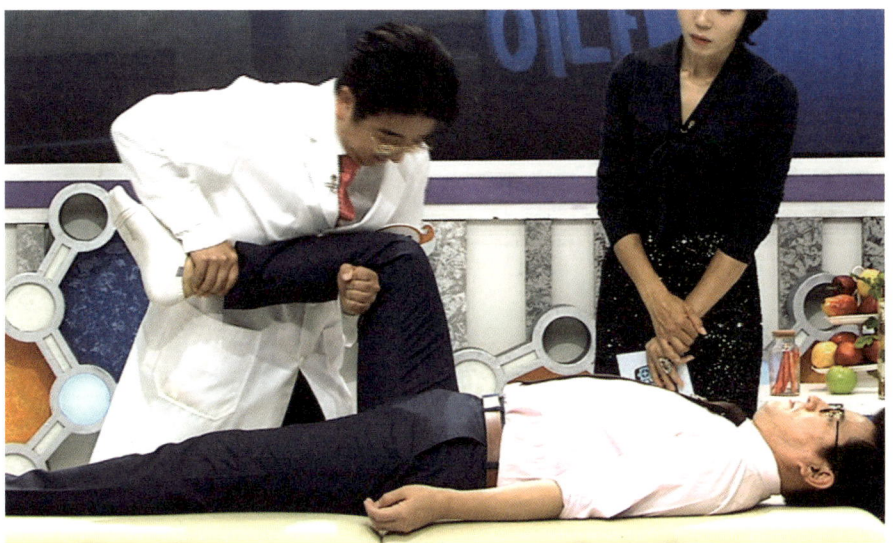

3. 힘이 없는 다리의 근막 포인트를 누르면서 다리와 반대쪽 팔의 근력을 확인한다. 근막에 이상이 있는 경우, 반대쪽 팔의 근력이 떨어진다.

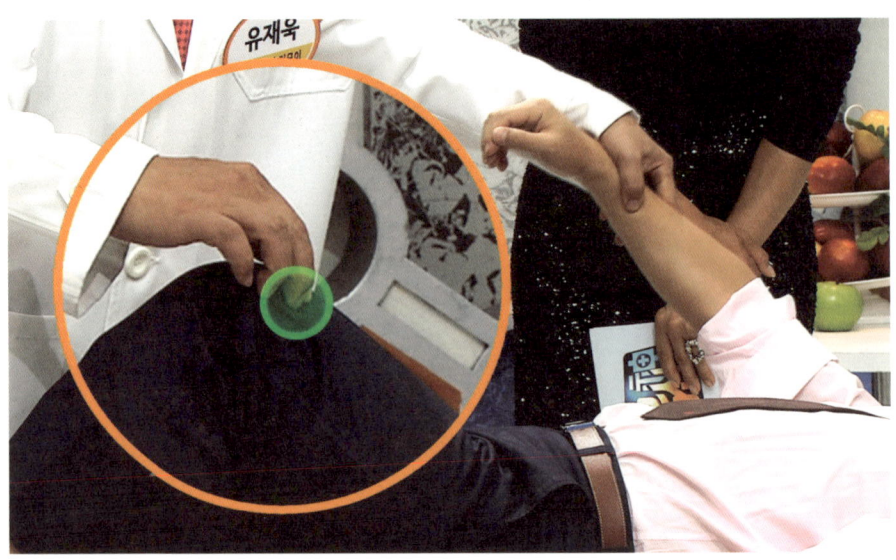

4. 손상된 근막 부위를 약 10초간 부드럽게 마사지한다. 마사지는 포도알을 터뜨리지 않을 정도의 강도가 적당하다.

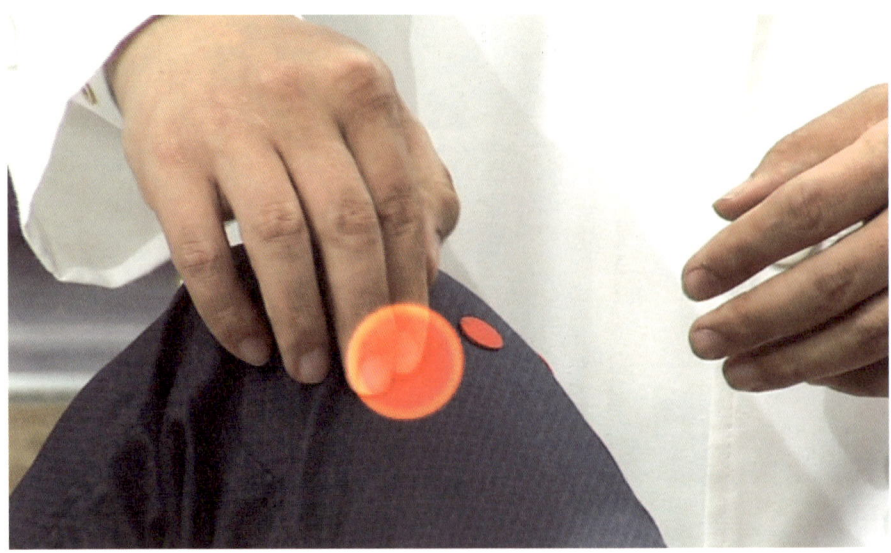

5. 다시 근력 테스트를 해서 상태를 확인한다. 마사지 후 다시 근력 테스트를 해보면 팔과 다리에 버티는 힘이 강화돼 있음을 확인할 수 있다. 유착된 근막이 풀리면서 산소 공급과 노폐물 제거가 원활해지기 때문이다.

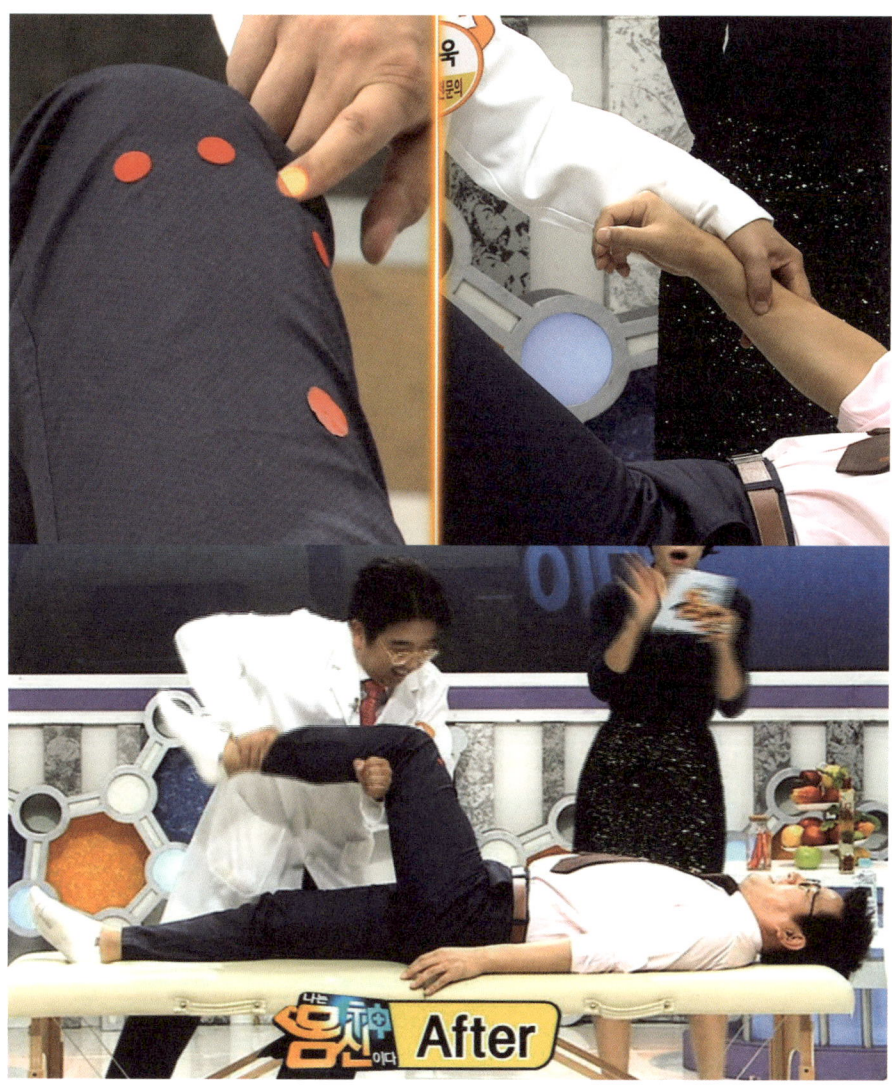

허리, 무릎, 어깨 통증 잡는
만능볼 운동

3대 관절질환인 허리, 무릎, 어깨의 근막을 보다 손쉽게 풀 수 있는 방법은 없을까? 근막을 풀 때는 강한 힘보다는 포도가 터지지 않을 정도의 부드러운 힘으로 풀어줘야 하기 때문에 손으로 힘 조절을 하기란 쉽지 않다. 만약 강한 힘으로 근막을 풀었을 때에는 오히려 근육을 더욱 유착시킬 수 있기 때문에 적당한 강도로 근막을 풀어주는 것이 근막 치료의 관건이다. 그래서 스포츠 전문 물리치료사 이동신 몸신은 오랜 연구 끝에 적당한 강도로 근막을 효과적으로 풀어 통증을 완화시키는 '만능볼 운동법'을 고안해 냈다.

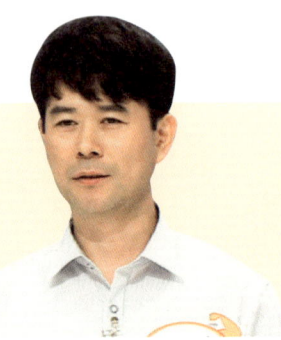

몸신 이동신 전 국가대표 스포츠 전문 물리치료사
을지대학교 겸임교수로, 배드민턴 금메달리스트 이용대 선수와 올림픽 양궁 8관왕 김수녕 선수의 관절 통증을 만능볼로 완화시키기도 했다.

만능볼 운동법은 부위에 따라 누워서, 앉아서, 엎드려서 해당 부위에 공을 대고 지긋이 눌러주기만 하면 15분 안에 관절 통증이 사라지는, 세상에서 가장 간편한 운동법이다. 오랜 시간 앉아 공부하는 10대부터 골다공증, 류머티즘 등에 시달리기 쉬운 노년층까지 누구나 쉽게 따라할 수 있는 자가치료 방법이다.

시중에서 쉽게 구할 수 있는 탄성 좋은 고무재질의 공을 준비한다. 표면이 매끄럽지 않은 공으로 지름은 9~13cm 정도가 적당하다.

ACTION 1 **무릎 통증을 완화하는 만능볼 운동**

모든 근막은 앞뒤로 풀어줘야 효과가 있는데 무릎 앞쪽은 엎드린 자세로, 뒤쪽은 의자에 앉아서 실시하면 된다.

다리 앞쪽

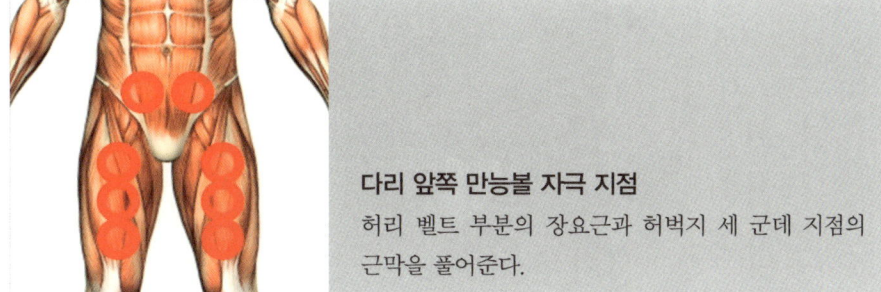

다리 앞쪽 만능볼 자극 지점
허리 벨트 부분의 장요근과 허벅지 세 군데 지점의 근막을 풀어준다.

1. 엎드려서 만능볼을 벨트 위치에 있는 왼쪽 장요근 위에 놓는다. 이때 만능볼이 닿는 부위에 체중을 실어주기 위해 볼을 댄 반대쪽 다리는 45도 각도로 굽힌다.

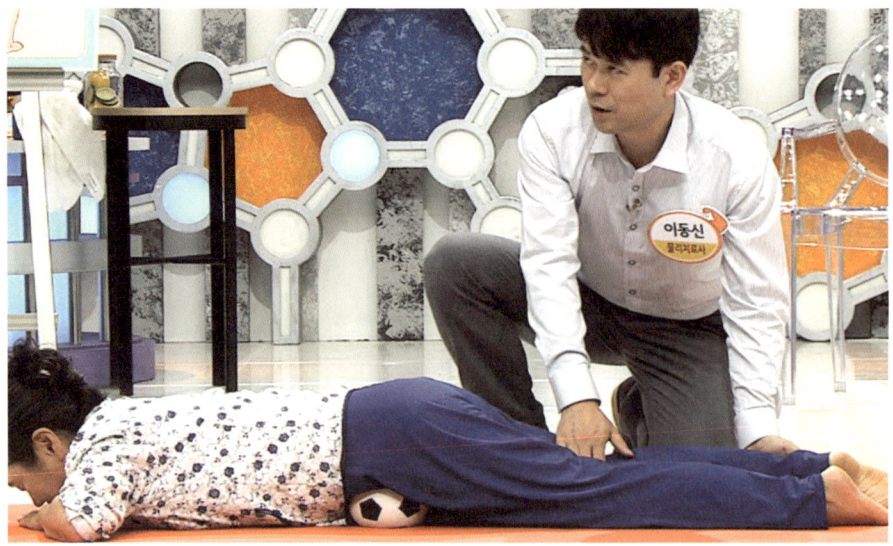

2. 만능볼에 체중을 실어 10초 정도 지그시 누른 후 좌우로 30번 정도 가볍게 흔든다.

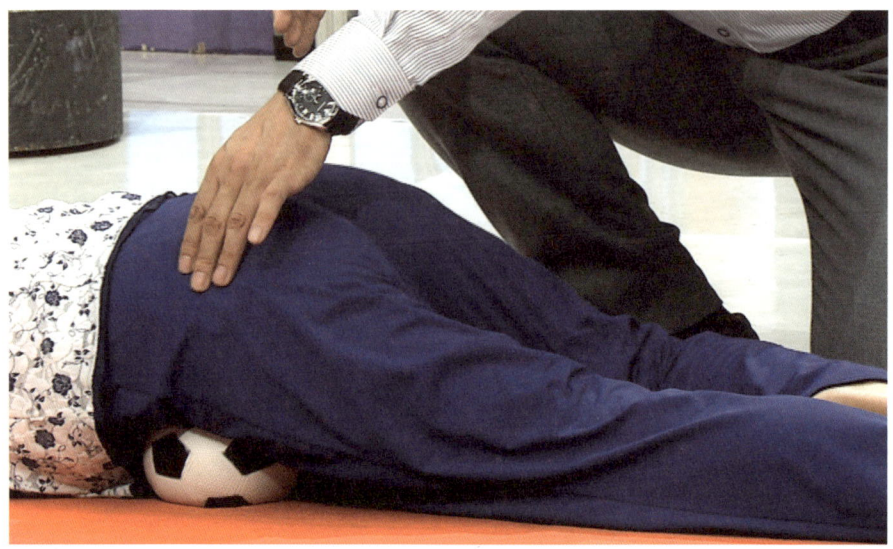

3. 허벅지 앞쪽 첫 번째 지점에 만능볼을 놓고 10초 정도 지그시 눌러준 다음 좌우로 30번 정도 가볍게 흔든다.

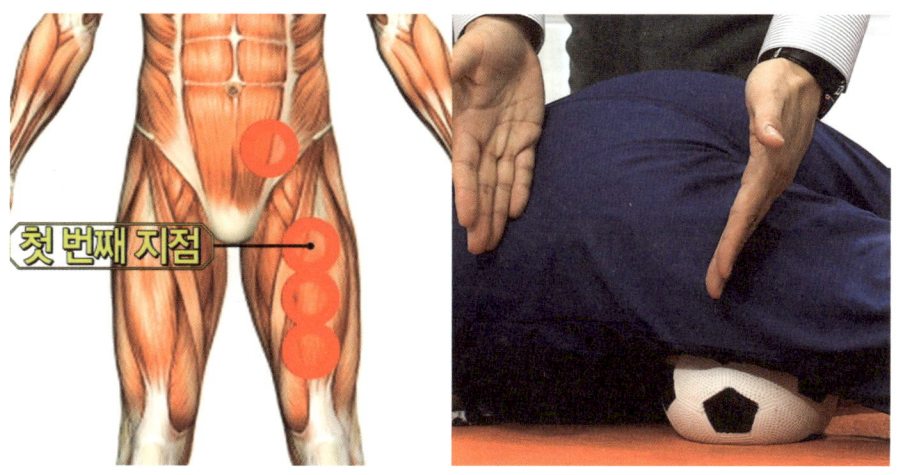

4. 허벅지 앞쪽 두 번째 지점에 만능볼을 놓고 10초 정도 지그시 눌러준 다음 좌우로 30번 정도 가볍게 흔든다.

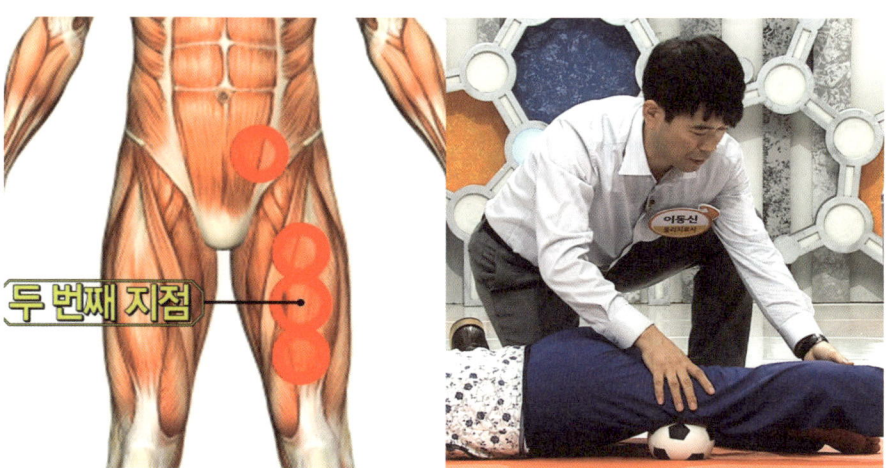

5. 허벅지 앞쪽 세 번째 지점에 만능볼을 놓고 10초 정도 지그시 눌러준 다음 좌우로 30번 정도 가볍게 흔든다.

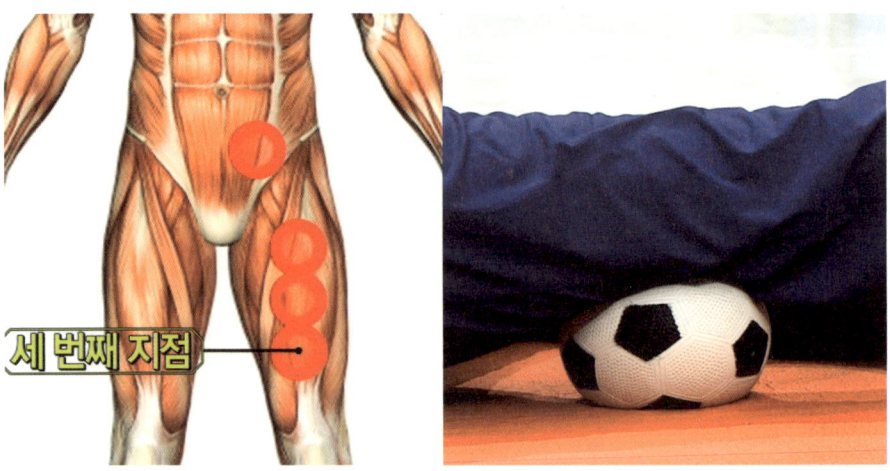

다리 뒤쪽

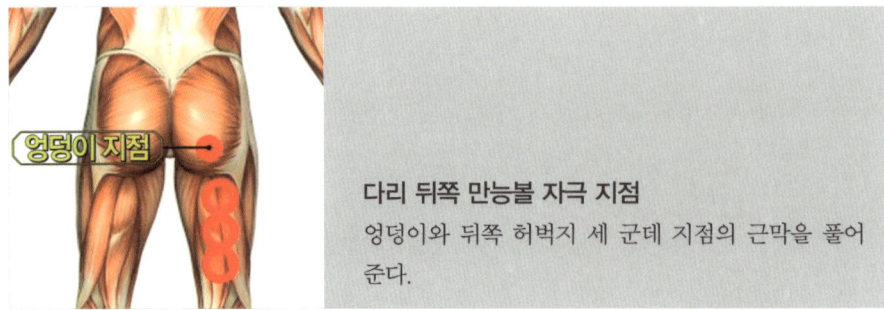

다리 뒤쪽 만능볼 자극 지점
엉덩이와 뒤쪽 허벅지 세 군데 지점의 근막을 풀어준다.

1. 딱딱한 의자에 앉아 엉덩이 밑에 볼을 대고 10초 정도 지그시 눌러준 다음 좌우로 30번 정도 가볍게 흔든다. 엉덩이는 부위가 넓으므로 앞뒤, 좌우로 둥글게 흔들어주는 것이 좋다.

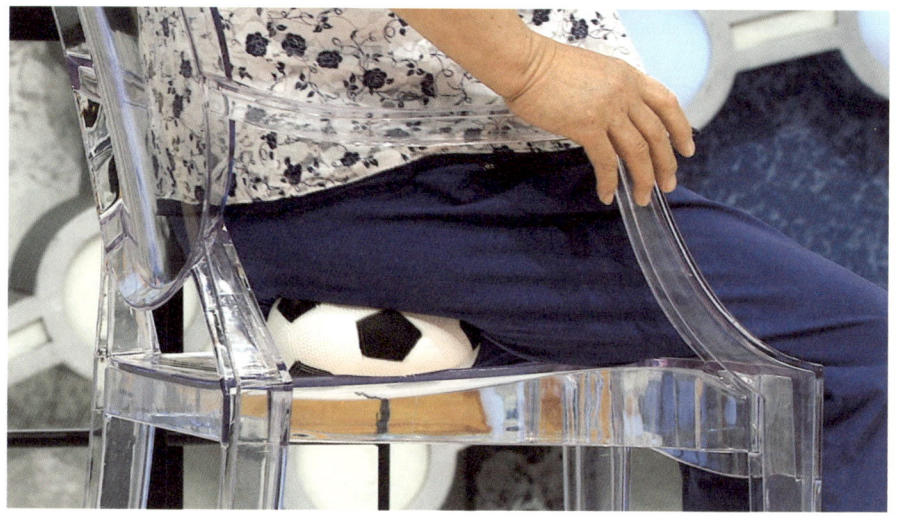

2. 엉덩이에서 약 10cm 떨어진 허벅지 뒤쪽 첫 번째 지점에 볼을 대고 10초 정도 지그시 눌러준 다음 좌우로 30번 정도 가볍게 흔든다. 엉덩이를 고정시킨 채 다리를 좌우로 흔들어도 된다.

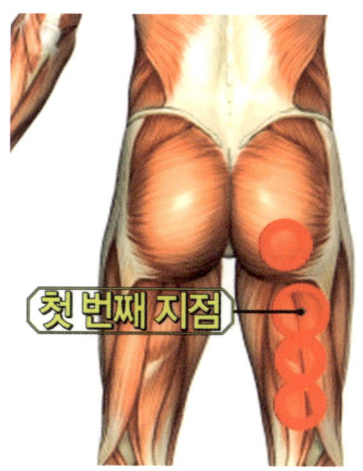 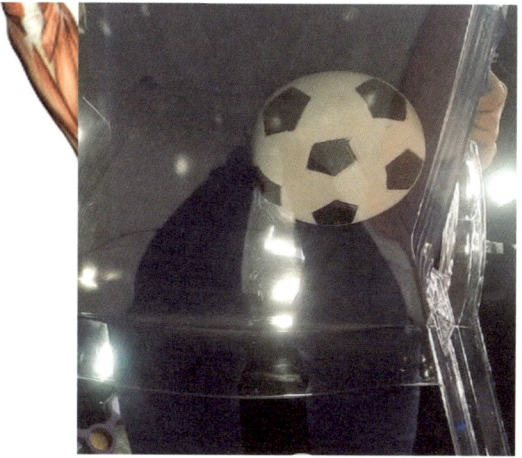

3. 허벅지 뒤쪽 두 번째 지점에 볼을 대고 10초 정도 지그시 눌러준 다음 좌우로 30번 정도 가볍게 흔든다.

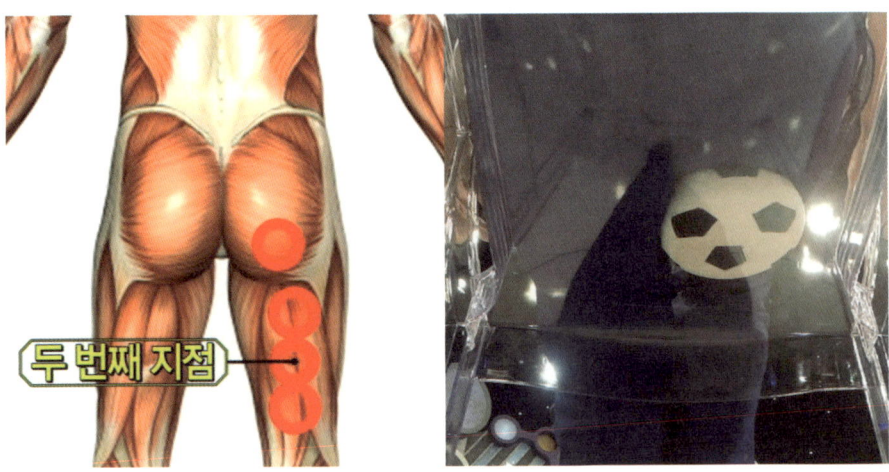

4. 허벅지 뒤쪽 세 번째 지점에 볼을 대고 10초 정도 지그시 눌러준 다음 좌우로 30번 정도 가볍게 흔든다.

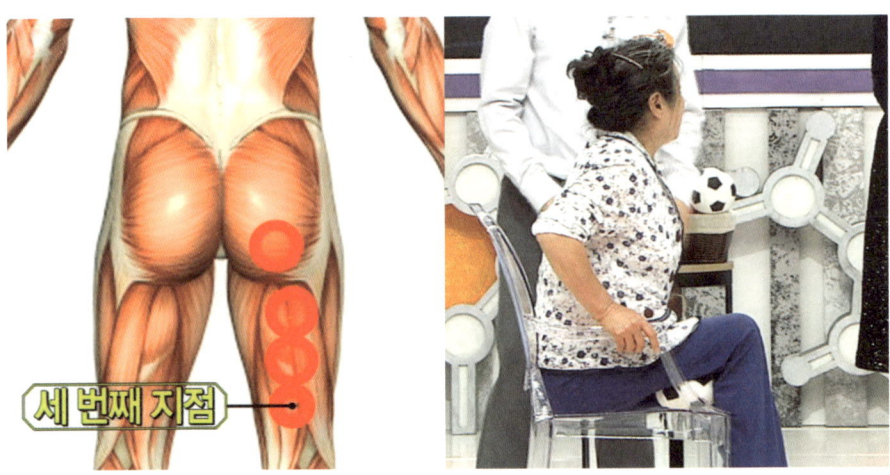

TIP 1. 다리 뒤쪽은 의자에 앉아서 자극하는 것이 효과적인데 푹신한 소파는 효과가 떨어지므로 일반 의자(사무용)가 좋다.
2. 무릎연골 관절인 슬개골의 손상을 방지하기 위해 무릎 위 10cm까지만 자극한다.

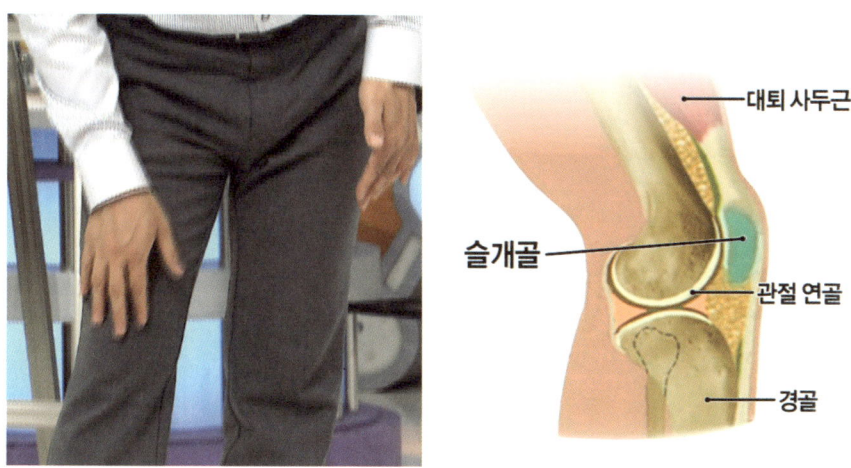

▶ 방청단 방춘하 주부(66세)의 만능볼 운동 전후 무릎 통증 비교

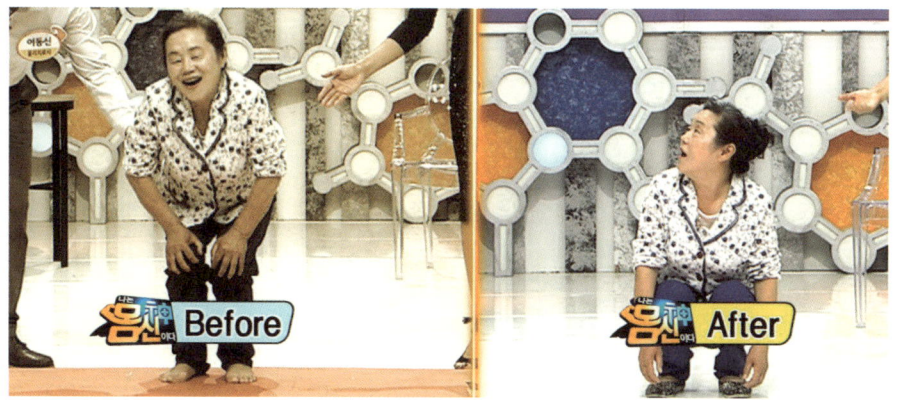

무릎관절통으로 쪼그려 앉기가 불가능했으나 만능볼 운동 후 앉았다 일어나는 동작이 자유로워졌다.

| ACTION 2 | 허리 통증을 완화하는 만능볼 운동 |

배 부위에 세로로 형성된 복직근은 몸을 굽힐 때 사용되고 척추를 따라 세로로 길게 뻗어 있는 기립근은 몸을 뒤로 젖힐 때 사용된다. 따라서 허리를 굽힐 때 통증이 있으면 허리 뒤쪽을, 뒤로 젖힐 때 통증이 있으면 허리 앞쪽을 자극하는 것이 효과적이다.

복직근과 기립근

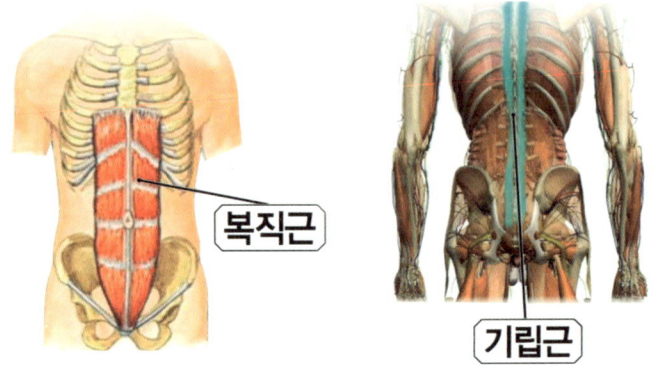

허리 앞쪽

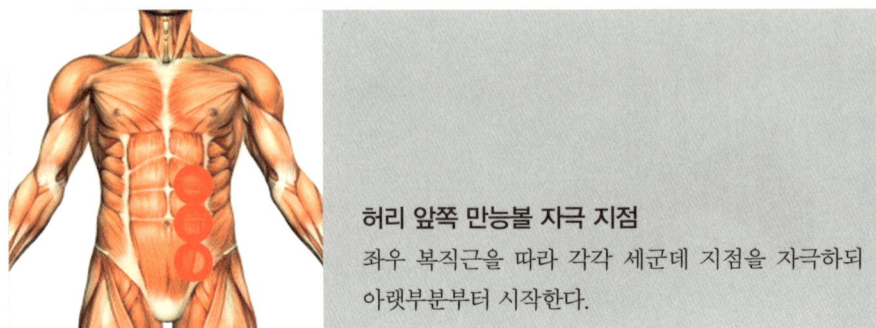

허리 앞쪽 만능볼 자극 지점
좌우 복직근을 따라 각각 세군데 지점을 자극하되 아랫부분부터 시작한다.

1. 바닥에 엎드려 허리벨트 약 5cm 위쪽 첫 번째 지점에 볼을 대고 10초 정도 지그시 눌러준 다음 좌우로 30번 정도 가볍게 흔든다. 이때 볼에 체중이 실리도록 반대쪽 다리를 뒤로 접는 것이 좋다.

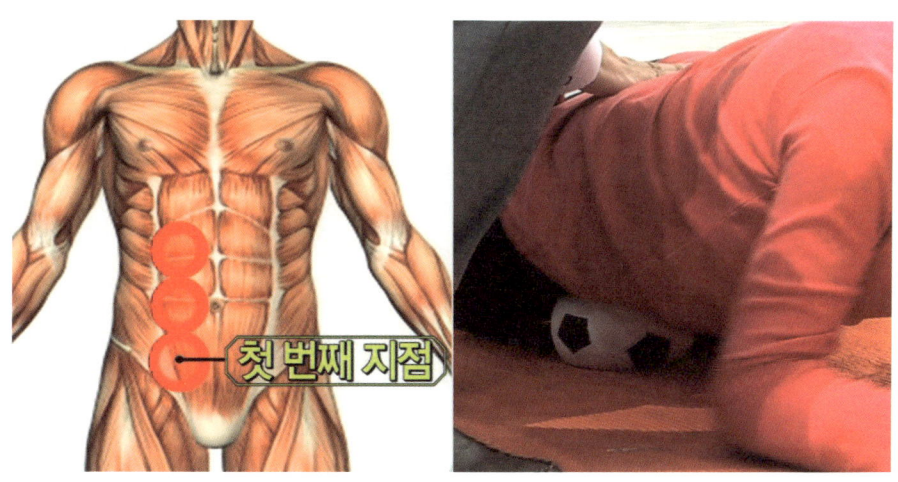

2. 배꼽 옆으로 5cm 떨어진 두 번째 지점에 볼을 대고 10초 정도 지그시 눌러준 다음 좌우로 30번 정도 가볍게 흔든다.

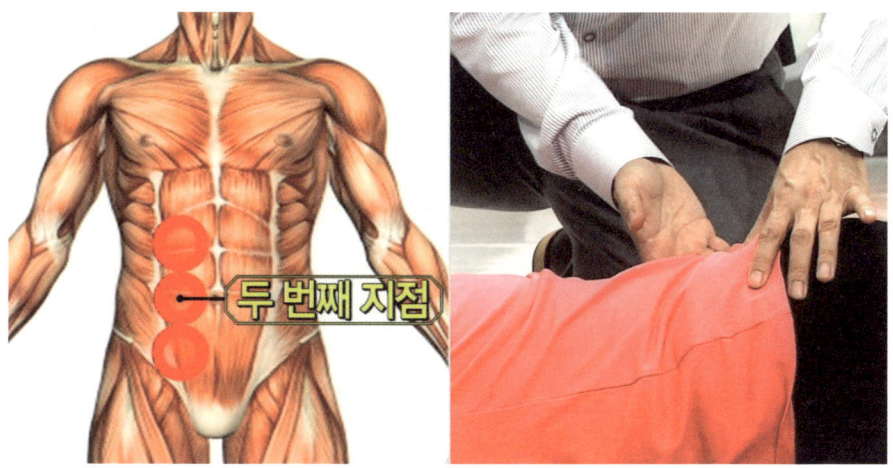

3. 두 번째 지점으로부터 10cm 위쪽의 세 번째 지점에 볼을 대고 10초 정도 지그시 눌러준 다음 좌우로 30번 정도 가볍게 흔든다.

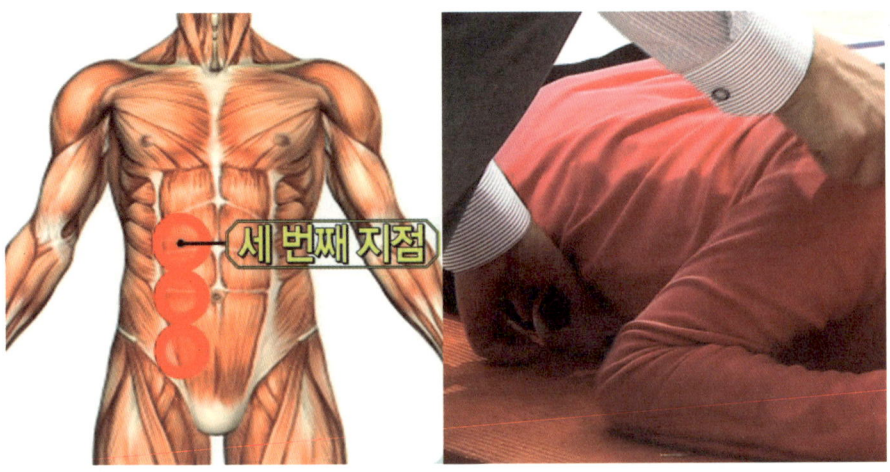

TIP 통증이 심한 경우 팔꿈치를 바닥에 대고 상체를 살짝 들어 압력을 조절한다.

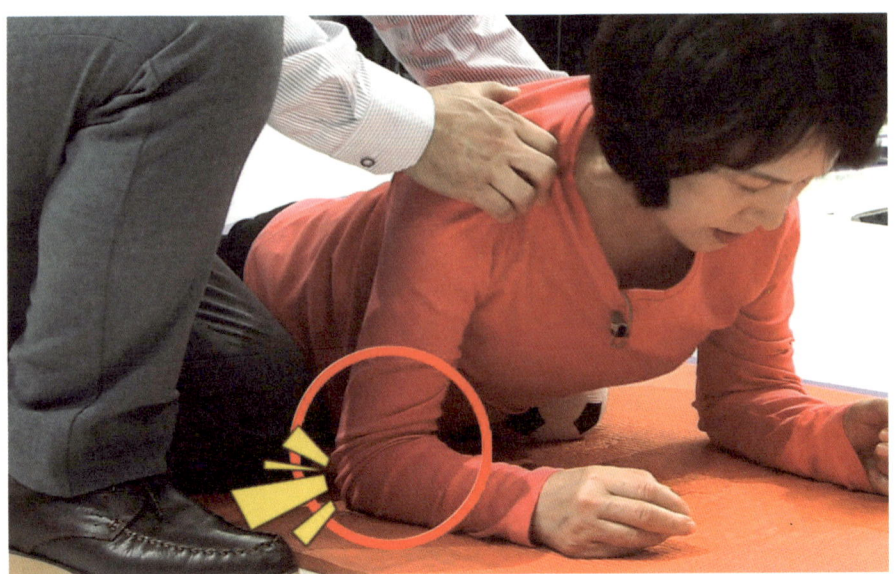

허리 뒤쪽

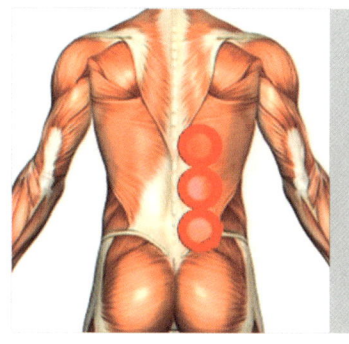

허리 뒤쪽 만능볼 자극 지점
좌우 기립근을 따라 각각 세 군데 지점을 자극하되 가운데 지점부터 시작한다.

1. 똑바로 누워 등과 허리 사이 첫 번째 지점에 볼을 대고 10초간 눌러준 다음 30번 정도 좌우로 가볍게 흔든다. 만능볼에 체중이 실리도록 양쪽 무릎을 구부리고 시행하는 것이 효과적이다. 자극이 심하면 무릎을 굽혀 체중을 분산시켜도 된다.

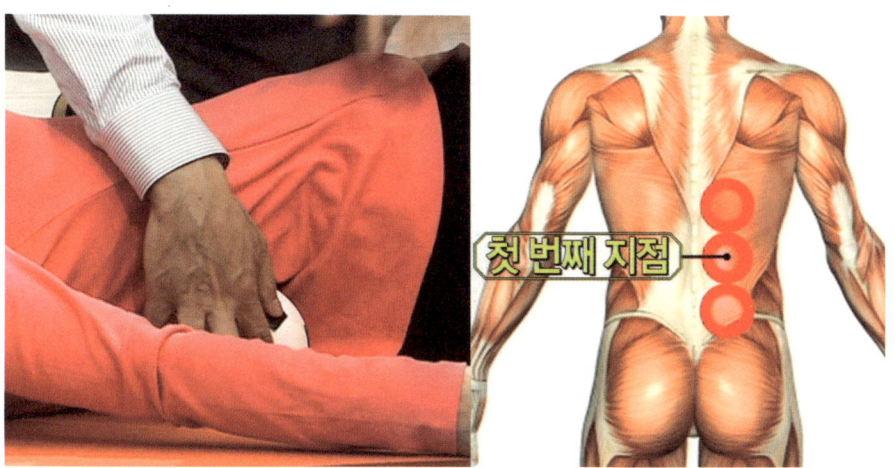

2. 첫 번째 지점에서 아래로 10cm 떨어진 두 번째 지점에 볼을 대고 10초간 눌러준 다음 30번 정도 좌우로 가볍게 흔든다.

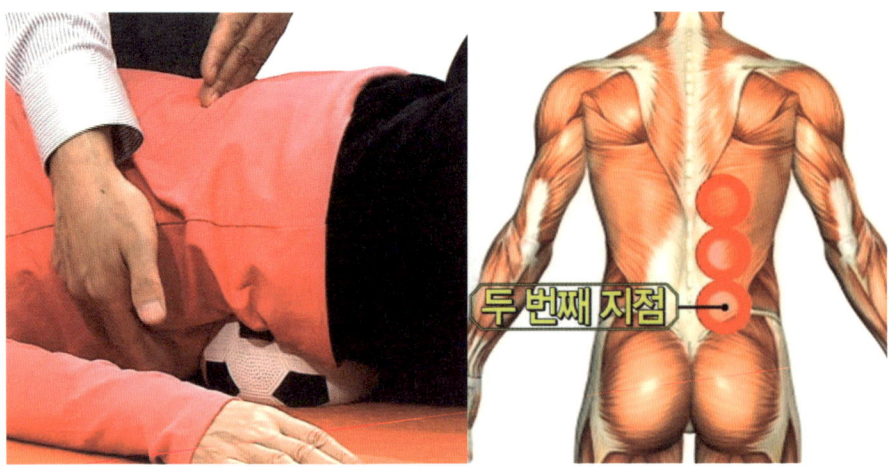

3. 첫 번째 지점에서 위로 10cm 떨어진 세 번째 지점에 볼을 대고 10초간 눌러준 다음 30번 정도 좌우로 가볍게 흔든다.

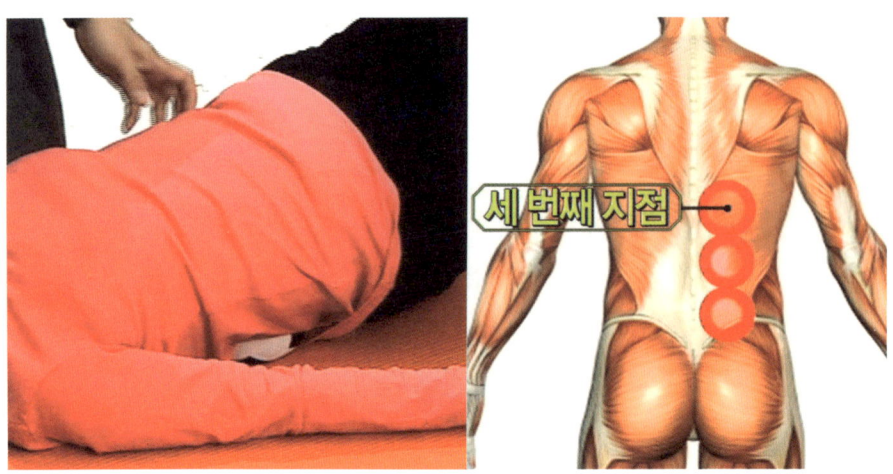

TIP 급성요통으로 바닥에 누울 수 없을 때는 선 채로 벽에 볼을 대고 허리 앞쪽과 뒤쪽을 자극하면 된다.

▶ 방청단 주부(60세)의 만능볼 운동 전후 허리 통증 비교

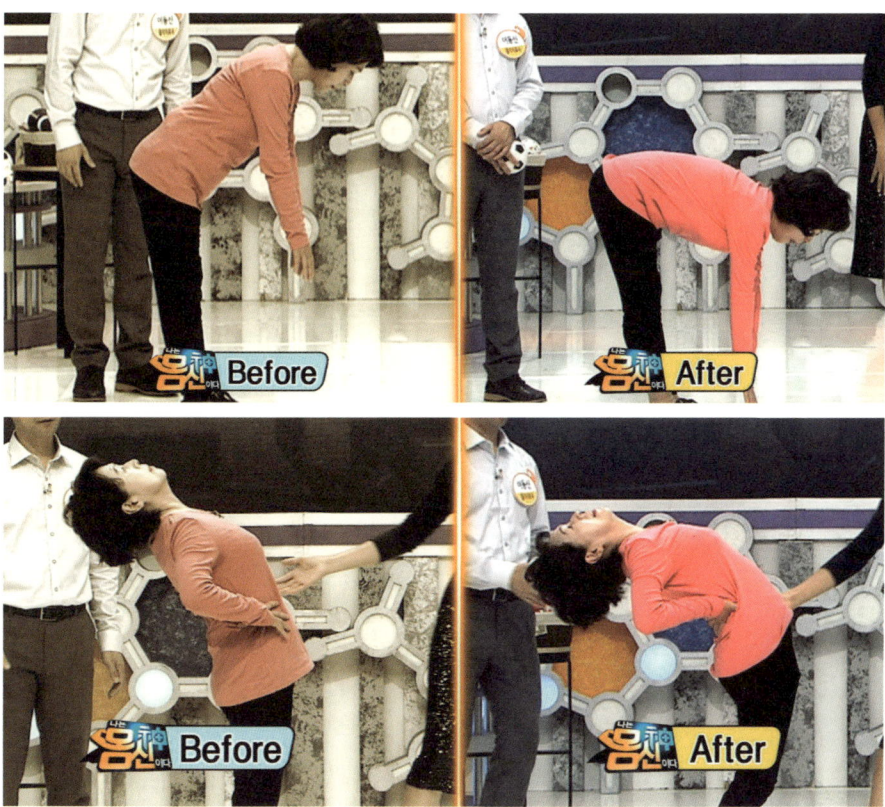

허리를 굽히거나 젖힐 때 모두 통증이 심했으나 만능볼 운동 후 한결 유연해진 것으로 확인됐다.

| ACTION 3 | 어깨 통증을 완화하는 만능볼 운동 |

가슴 앞쪽에 있는 대흉근이 짧아지면 어깨 앞쪽이 당기면서 어깨관절이 앞쪽으로 어긋나 통증이 생기고, 어깨 뒤쪽에 있는 소원근이 굳으면 어깨를 감싸고 있는 삼각근에 영향을 미쳐 팔을 들어올리고 내릴 때 통증이 느껴진다. 따라서 어깨 통증을 완화하려면 어깨 앞쪽과 겨드랑이 뒤쪽을 풀어줘야 한다.

대흉근, 소원근, 삼각근 위치

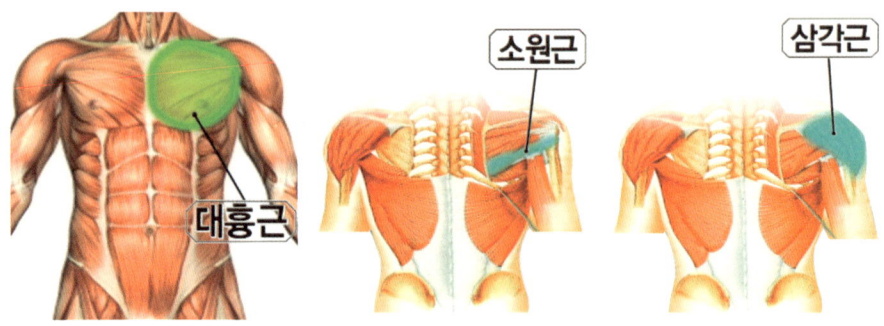

어깨 앞쪽

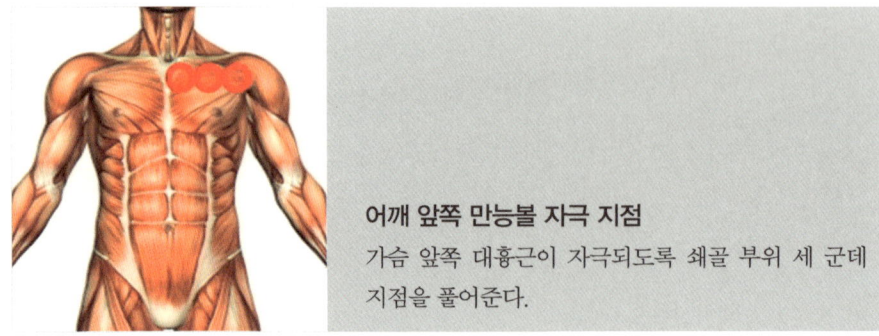

어깨 앞쪽 만능볼 자극 지점
가슴 앞쪽 대흉근이 자극되도록 쇄골 부위 세 군데 지점을 풀어준다.

1. 바닥에 엎드려 쇄골 바로 아래 첫 번째 지점에 볼을 대고 고개를 반대쪽으로 돌린다.

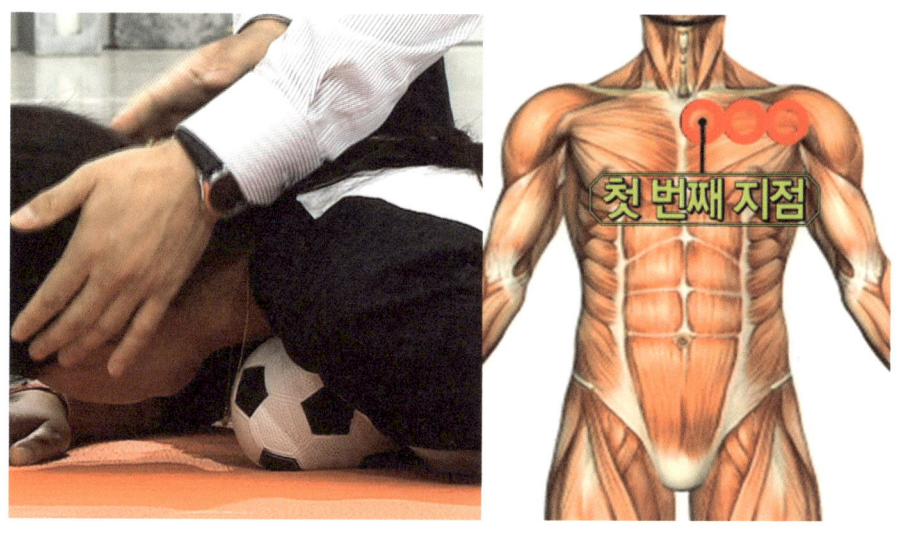

2. 볼을 댄 쪽의 팔꿈치를 구부린다.

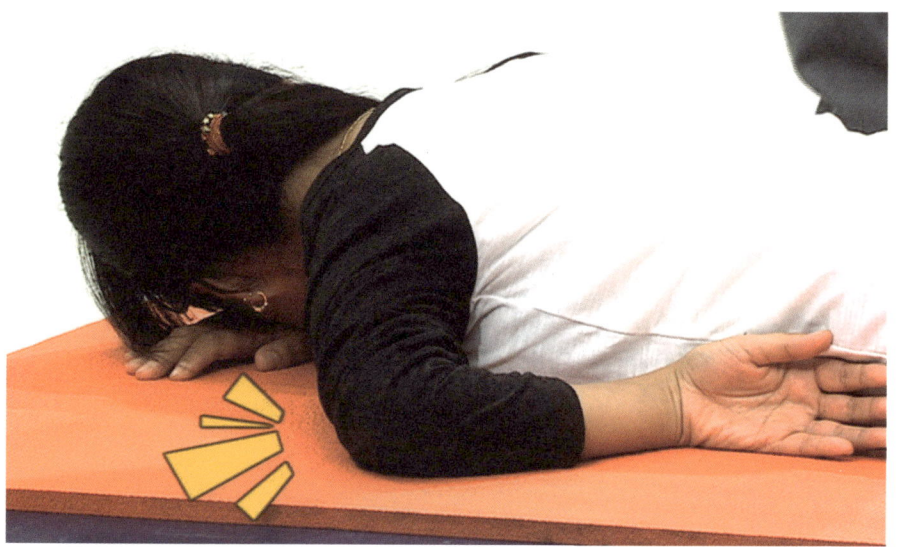

3. 만능볼에 체중이 실리도록 볼을 댄 반대쪽 다리를 45도 구부린다. 볼을 댄 가슴 부위 통증이 심하게 느껴지면 구부린 다리를 펴서 체중을 분산시킨다.

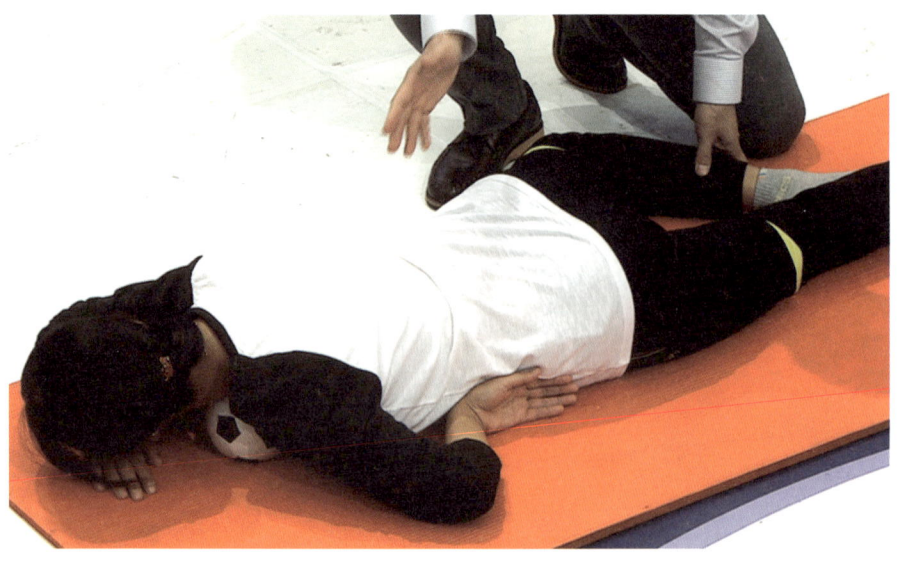

4. 10초 동안 볼을 누른 후 좌우로 30번 정도 가볍게 흔든다.

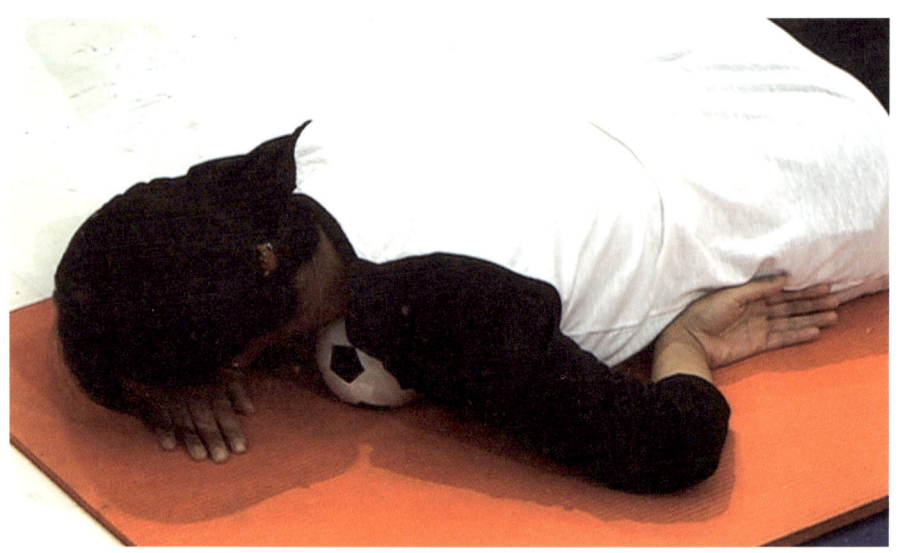

5. 쇄골 두 번째 지점과 세 번째 지점도 같은 방법으로 10초간 눌러준 다음 좌우로 30번 정도 가볍게 흔든다.

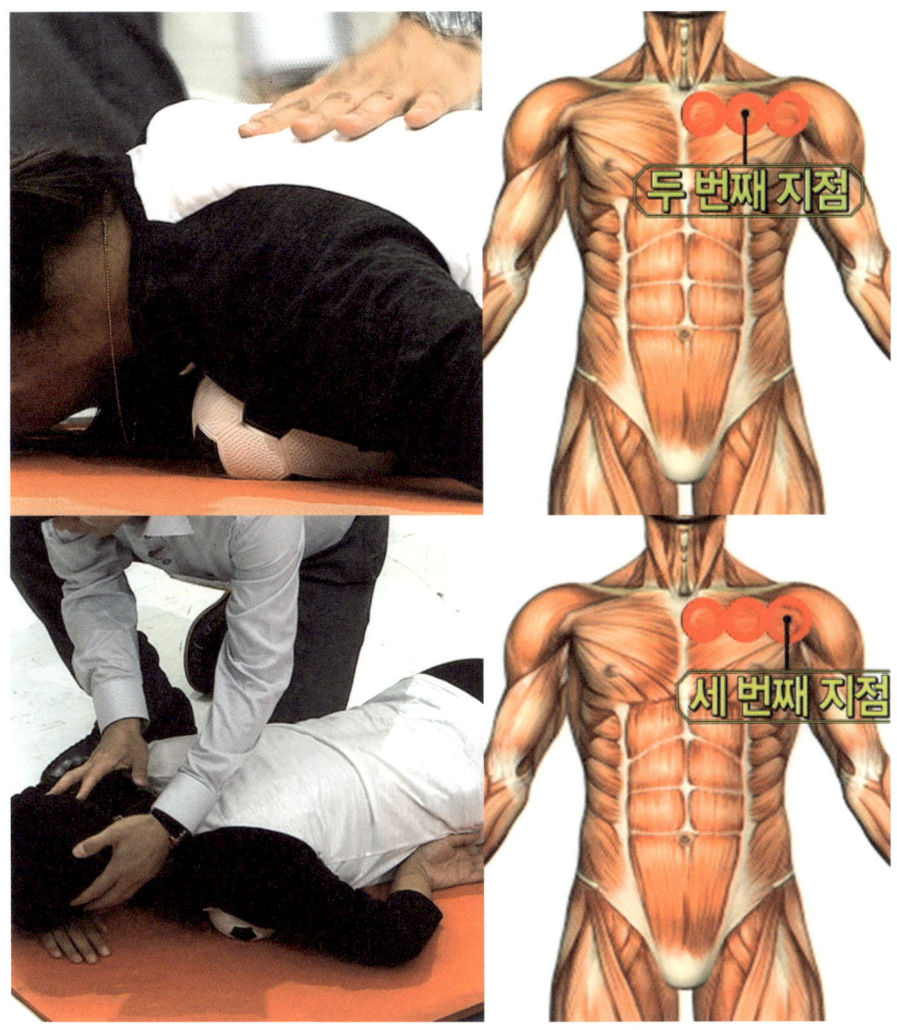

겨드랑이 뒤쪽

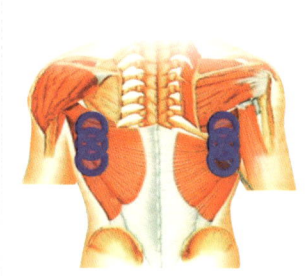

겨드랑이 뒤쪽 만능볼 자극 지점
어깨 뒤쪽 소원근이 자극되도록 겨드랑이 뒤쪽 세 군데 근막을 풀어준다.

1. 옆으로 누워 겨드랑이 바로 아래에서 약간 뒤쪽에 있는 첫 번째 지점에 볼을 대고 10초간 눌러준 다음, 30번 정도 앞뒤로 가볍게 흔든다. 겨드랑이 뒤쪽을 자극할 때는 목의 긴장을 풀어 근막을 이완시키기 위해 목 밑에 베개, 블록, 책 등을 받치는 것이 좋다.

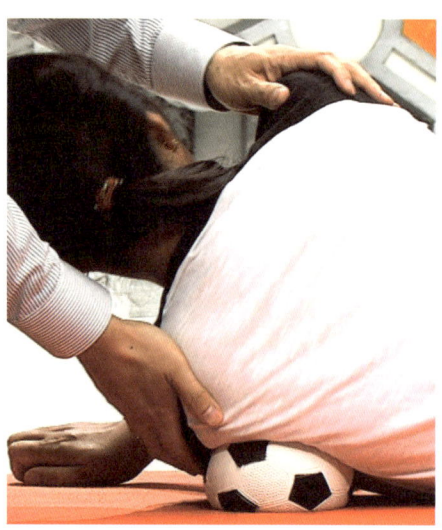
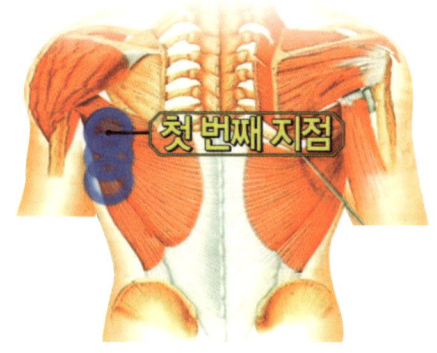

2. 두 번째, 세 번째 지점도 같은 방법으로 10초간 눌러준 다음 30번 정도 앞뒤로 가볍게 흔들어준다.

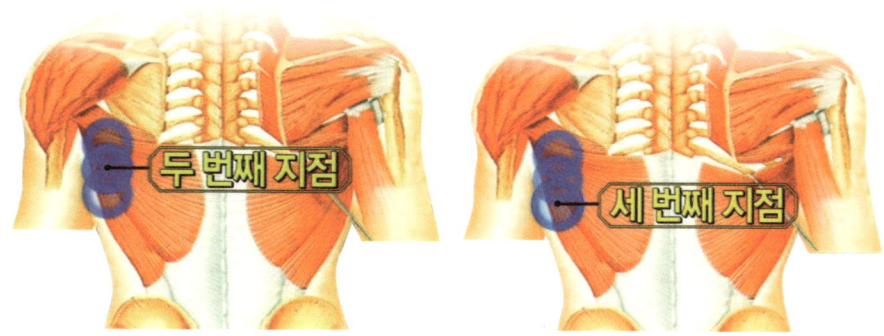

▶ 방청단 장혜원 주부(42세)의 만능볼 운동 전후 어깨 통증 비교

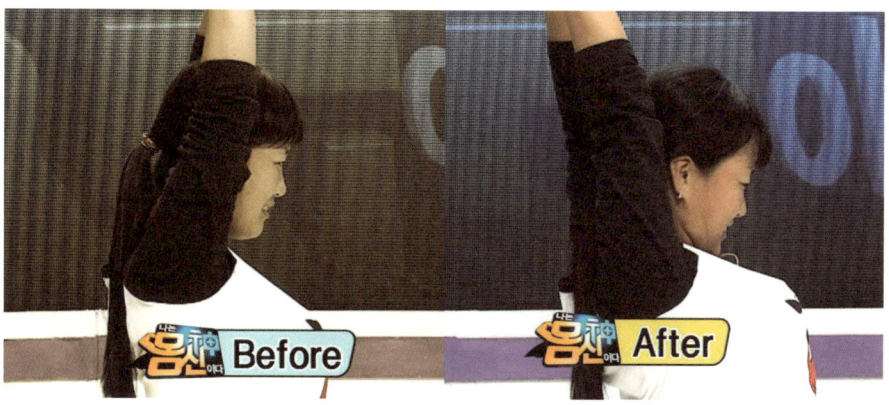

팔도 간신히 들어 올릴 정도로 통증이 심했으나 운동 후 어깨가 뒤로 젖혀질 정도로 통증이 완화됐다.

몸신의 PLUS TIP
그밖에 통증을 완화하는 만능볼 운동

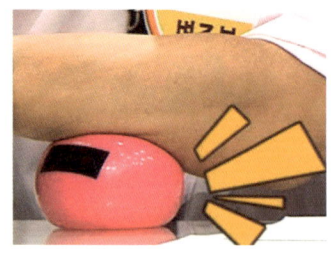

팔꿈치 통증 완화하는 만능볼 운동

팔꿈치 아래 세 군데 지점에 각각 볼을 대고 10초간 눌러준 다음 30번 정도 가볍게 흔든다.

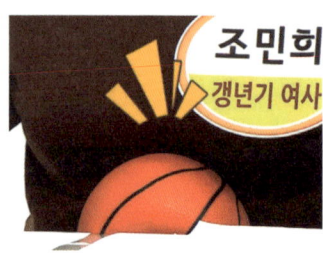

소화불량에 좋은 만능볼 운동

명치 아랫부분에 볼을 대고 10초간 눌러준 다음 30번 정도 가볍게 흔든다. 명치 윗부분에는 심장이 있으므로 피하도록 한다.

몸신 주치의의 PLUS TIP
관절 통증 줄이는 생활습관 & 음식

같은 자세를 20분 이상 지속하지 않는다

관절이 아프면 더 움직이지 않게 되는데, 그러면 관절은 더 굳어진다. 특히 근육도 관절을 구부리고 펼 때 같이 사용되기 때문에 20분 이상 한 자세를 지속하면 근육이 먼저 굳어지면서 근육 힘이 약해져 관절 통증이 더 심해진다. 따라서 관절이 좋지 않은 사람은 가볍게 걷기나 발목을 까딱거리는 등 자세를 바꿔가며 근육의 힘을 길러야 한다. _오한진 가정의학과 전문의

굽이 낮고 푹신한 쿠션이 있는 신발을 신는다

관절 통증에는 외부의 충격을 최소화하는 것이 상책! 특히 통증이 심한 사람은 과도한 동작이 아니라도 걷기만 해도 몸에 가해지는 충격이 크다. 그래서 신발도 적절히 푹신하고 발볼이 편안한 것을 선택하는 것이 좋다. 신발의 굽은 발목관절에 부담을 주지 않게 3cm 정도가 적당하고, 아치를 잘 받쳐주는 신발을 추천한다. _한진우 한의사

관절 통증에 좋은 보리밥을 즐겨 먹는다

건강보험심사평가원 자료에 따르면, 관절염으로 병원을 찾은 20~30대의 비중이 5년 새 33%나 증가했는데, 가장 큰 이유로 비만이 꼽힌다. 따라서 관절 통증이 있는 사람이 일상생활에서 쉽게 체중조절을 하려면 쌀밥 대신 보리밥을 섭취하는 것이 좋다. 보리밥은 백미에 비해 당이 낮아서 혈당 걱정을 줄이고 체중조절도 어렵지 않게 할 수 있어서 관절 통증을 줄이는 데 효과적이다. _임경숙 임상영양학 교수

탄산음료 섭취를 줄인다

미국 하버드대학 공중보건학과 프랭크 후 교수팀의 연구결과에 따르면, 탄산음료를 하루에 두 캔만 마셔도 비만의 위험이 높아져 관절염의 발병을 높이고 당뇨병, 심장마비 등 각종 질환의 위험도 높인다고 한다. 체중이 많이 나갈수록 관절에 부담을 많이 주기 때문에 탄산음료보다 물이나 차 등을 마시는 것이 좋다. _이진한 의학전문기자

몸 신 건 강 법 9

배를 보면
건강이 보인다!
복부 건강법

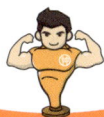

우리 몸의 건강지도,
복부

복부는 신체의 건강상태를 엿볼 수 있는 건강지도라고 할 수 있다. 가장 오래된 중국 전통의약서 『황제내경』에는 만병의 근원이 배에 있으므로 병의 뿌리를 알려면 배를 살피라는 말이 있다. 복부는 오장육부의 상태는 물론 인체 말단의 경미한 이상까지 고스란히 드러내므로 배를 잘 살피면 병을 미리 예방할 수 있을 뿐 아니라 병이 생긴 부위도 알 수 있다고 기록돼 있다.

뇌가 온몸을 제어하듯 배도 식도에서 장에 이르는 모든 소화기운동과 소화과정을 통제한다. 또한 6m나 되는 복부장벽에는 척수의 5배에 달하는 1억

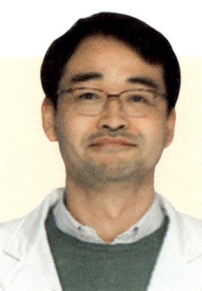

몸신 주치의 박성욱 경희대학교 한의학과대학 부교수
한방내과 전문의로 신체의 원활한 기 순환을 돕는 복식호흡법을 소개하면서 배를 따뜻하게 유지하는 것이 전신건강의 기본임을 강조한다.

개 이상의 신경세포 다발이 존재하며 화학물질을 분비하고 저장하는 기능도 한다. 그래서 배를 복부두뇌라고도 한다.

머리는 차갑게, 배는 따뜻하게

한의학에서는 건강의 기본조건으로 두무냉통 복무열통(頭無冷痛 腹無熱痛)을 꼽는다. 머리는 차갑게, 배는 따뜻하게 유지하면 병이 쉽게 생기지 않는다는 뜻이다. 그러나 대부분의 사람은 배는 차갑고 머리는 뜨거운 채 생활하기 십상이다.

따뜻해야 하는 배가 차가운 증상을 하한증이라고 하는데 하한증이 지속되면 위, 대장, 소장, 자궁, 방광 등 뱃속 장기에 병이 생기기 쉽다. 배꼽 주위 온도가 2.5℃ 이상 떨어지면 과민성대장증후군, 생리통, 생리불순, 요통, 소변장애, 소화불량, 음주 후 설사, 손발 다한증 등이 나타나기도 한다. 머리가 뜨거운 증상은 상열증이라고 하는데 두통, 불면증, 안구건조, 충혈, 구건, 비염, 어깨 결림, 가슴통증, 탈모 등의 원인이 된다. 머리는 차갑게, 배는 따뜻하게 유지해 질병을 예방하는 방법을 한방내과 전문의 박성욱 몸신을 통해 알아본다.

차가운 복부는 순환계 이상 탓

머리는 뜨겁고 복부는 차가운 증상은 순환계에 문제가 있다는 뜻이다. 심장을 중심으로 뜨거운 기운은 아래로 보내고 신장을 중심으로 차가운 기운은 위로 올려주는 순환작용을 수승화강(水昇火降)이라고 하는데, 이 작용이 원

수승화강 원리

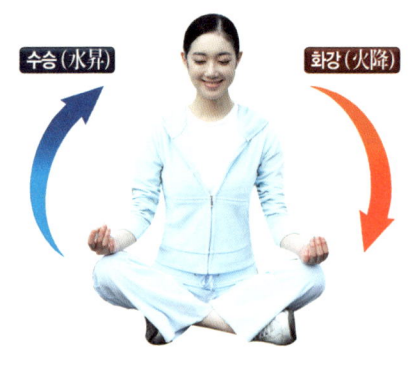
수승화강이 잘 될 때

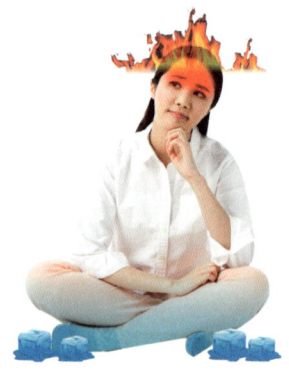
수승화강이 잘 안될 때

활하지 않으면 만병의 근원이 된다.

수승화강에 문제가 생기는 가장 대표적인 원인은 스트레스다. 정도의 차이만 있을 뿐 학교와 직장 등에서 스트레스에 시달리기 쉬운 대부분의 현대인은 수승화강이 원활치 않은 채 살아간다. 그나마 쉴 때조차 휴대폰을 손에서 놓지 않는다면 뇌가 계속 일하게 돼 머리로 올라간 기운이 아래로 내려오지 못하는 상태가 지속된다.

복부 온도 확인하는 법

1. 복부에 서늘한 기운이 느껴지는지 확인한다. 속옷을 입지 않으면 배가 차갑다고 느껴지는 경우 수승화강에 문제가 있을 수 있다.
2. 손을 복부에 댔을 때 따뜻한 느낌이 나는지 확인한다.

복부 주름으로 알아보는 전신건강 진단법

복부의 주름으로 전신의 질병을 독특하게 진단할 수 있다고 한다. 중국에서 20년간 중의학을 연구한 김명주 몸신의 복부 주름 진단법을 소개한다.

바닥에 다리를 11자로 쭉 뻗고 앉으면 숨어 있는 주름이 나타나는데 허리를 숙여 자신의 복부 어디에 주름이 있는지 확인한다.

명치 부위 주름

고혈압, 두통, 어지럼증, 불면증 등 주로 머리에 나타나는 증상이 있을 가능성이 높다.

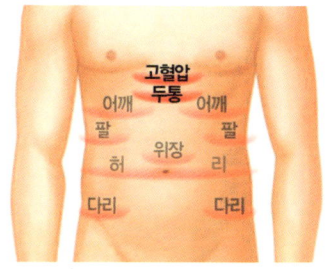

비장 부위 주름

양쪽 어깨 통증이 있을 때 나타나기 쉽고 오십견, 견주염, 목 디스크로 인한 팔 저림 등의 증상이 있을 수 있다. 한쪽 어깨만 안 좋은 경우 비장 부위 주름도 한쪽에만 생긴다.

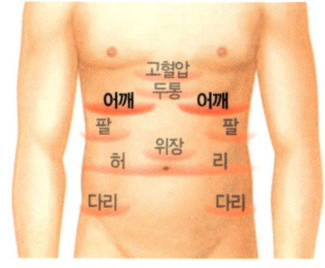

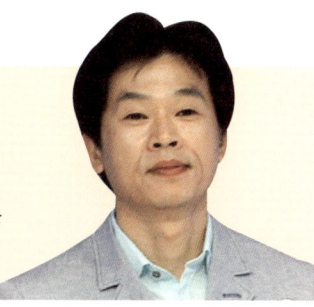

몸신 김명주 남부대학교 대체의학과 교수
중의학을 연구한 대체의학 전문가로 복부에 나타나는 주름을 확인하는 방법으로 전신의 건강상태를 추측할 수 있는 요령을 전수한다.

폐 부위 주름

팔 저림, 테니스 엘보 등 팔꿈치나 팔에 해당하는 증상이 있을 수 있다.

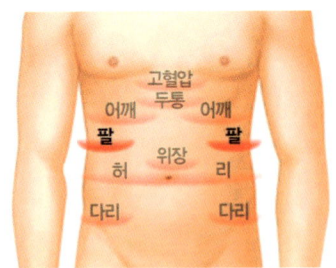

배꼽 주위 주름

배꼽을 가로지르는 주름이 깊을수록 허리와 위장의 기능이 안 좋을 수 있다.

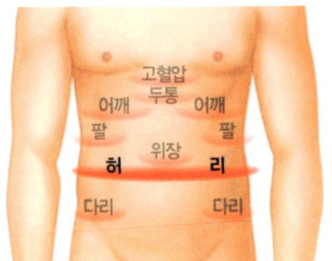

배꼽 아래 주름

배꼽 아래 잔주름이 많거나 복부가 단단하면 다리관절에 문제가 있을 가능성이 높다.

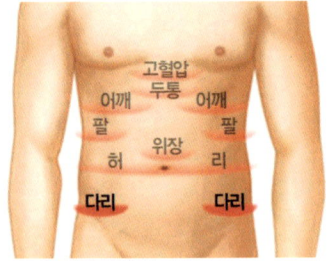

차가운 기운과 뜨거운 기운의
순환을 돕는 복부 건강법

수승화강을 원활하게 하기 위해서는 스트레스와 과로를 줄이는 것이 최선이지만 현대인에겐 결코 쉽지 않다. 대신 차가운 기운과 뜨거운 기운이 잘 순환되도록 해주는 건강법이 있다. 복식호흡과 배꼽호흡 마사지가 그것이다.

ACTION 1 복식호흡

이탈리아 의학박사 베르나르디에 따르면, 사람은 1분에 6회 정도 호흡하는 것이 좋다고 한다. 그러나 대부분의 사람은 1분에 12~15회씩 얕고 빠른 호흡을 한다. 이렇게 되면 몸속에 산소가 부족해져 신진대사 기능이 저하되기 때문에 건강에 문제가 생길 수 있다. 반면 호흡을 천천히 길게 하면 몸속의 산소 농도가 높아져 소화기능이 자극되고 육체적, 정신적으로 편안해진다. 보통 호흡을 한 번 하는 데 개는 0.6~0.7초, 사람은 4~5초, 거북은 20~30초가 걸린다고 한다. 공교롭게도 개는 10~15년, 사람은 약 80년, 거북은 300년을 산다. 호흡이 건강과 수명에 미치는 영향을 엿볼 수 있다.

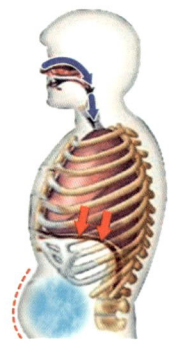

들이마실 때

1. 아랫배에 풍선이 들어 있다고 생각하면서 배가 불룩해지도록 숨을 들이마신다.

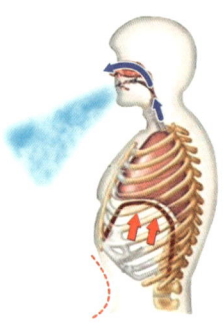

내쉴 때

2. 숨을 내뱉을 때는 아랫배의 공기를 빼낸다는 생각으로 배를 홀쭉하게 만든다.

TIP 숨을 내뱉을 때 꼬리뼈를 살짝 말아주면 더욱 효과적이다.

| ACTION 2 | 배꼽호흡 마사지 |

배꼽 주변을 부드럽게 마사지하는 방법으로 교감신경을 이완시켜 근육을 편안하게 만들어주면 피로물질을 제거하는 데 좋다. 또 복부가 따뜻해져 면역력도 높아지는 효과가 있다. 20~30분 정도 마사지하면 손끝과 발끝에 찌릿찌릿한 자극이 전해지면서 시원한 느낌이 들고 통증이 서서히 완화된다.

단, 심장질환으로 인해 스텐트나 인공심장기계를 장착한 사람은 배꼽호흡마사지가 혈액순환을 원활하게 만들어 심장에 무리가 될 수 있으므로 삼가는 것이 좋다.

기본단계

1. 배꼽 주변을 시계 방향으로 가볍게 5회 문질러준다.

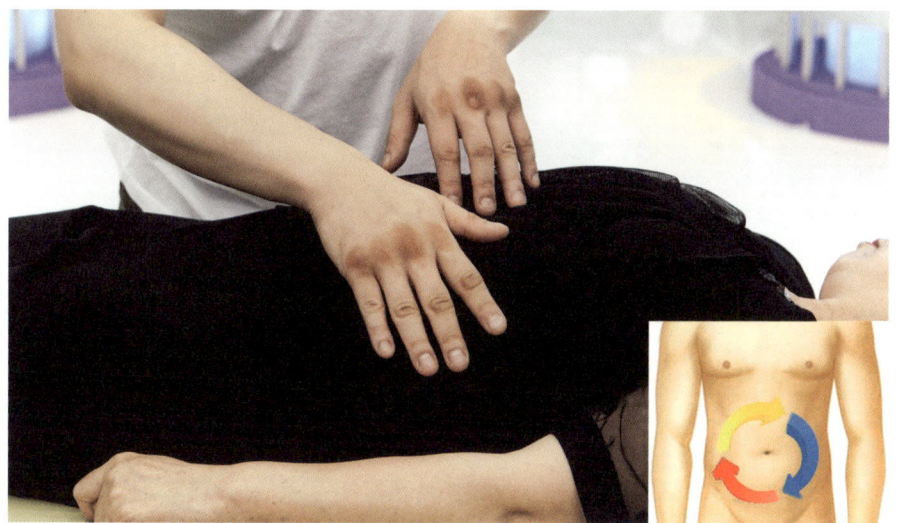

2. 명치부터 배꼽 아래까지 세로로 5회 쓸어내린다.

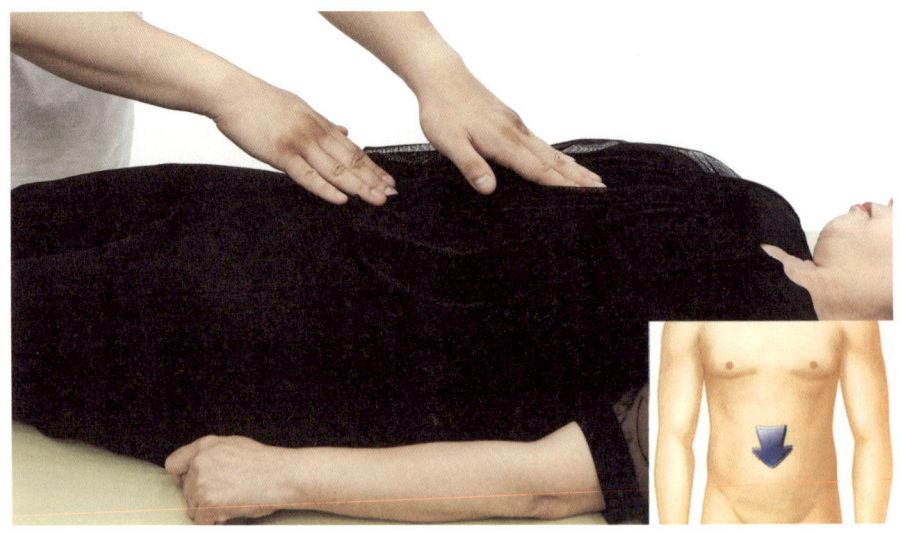

3. 가슴 아래 선을 기준으로 명치부터 옆구리까지 가로로 5회 쓸어내린다.

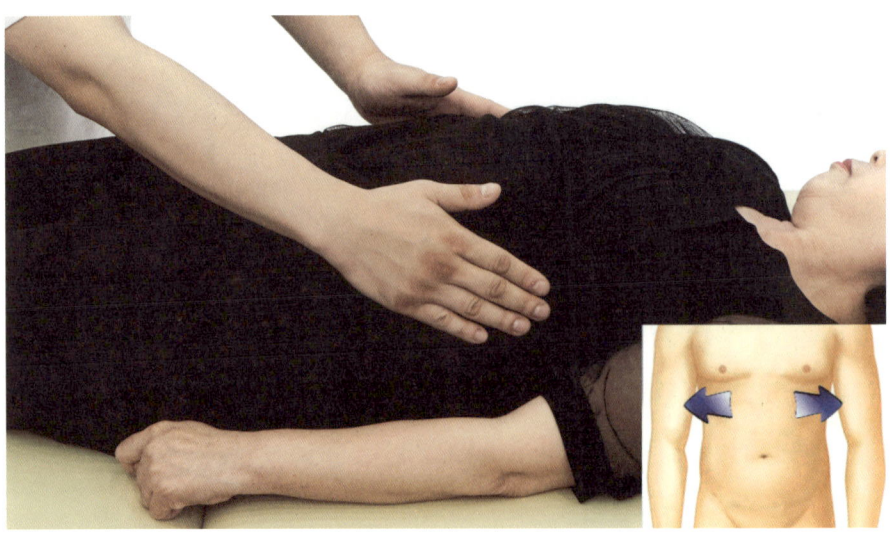

4. 갈비뼈 라인을 따라 명치부터 옆구리까지 5회 부드럽게 마사지한다.

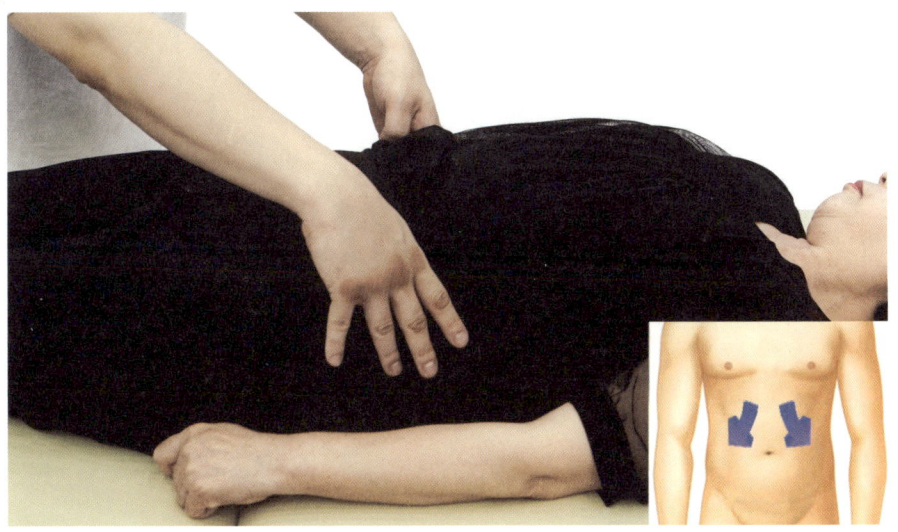

5. 양쪽 옆구리를 세로로 5회 쓸어내린다.

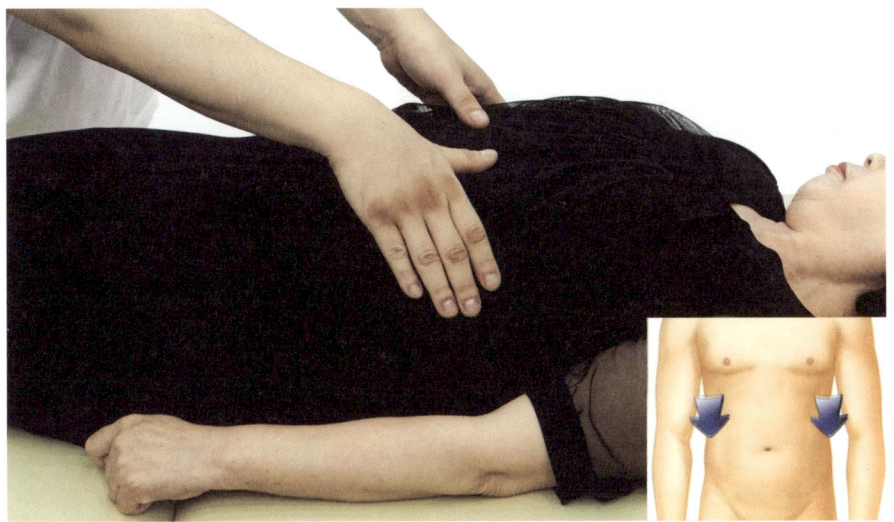

TIP 1. 마사지하는 동안 복식호흡을 하면 더욱 효과적이다.
2. 1~5번까지 3회 반복한 후 각 장부도 지그시 눌러주면서 복식호흡을 해준다. 이 과정이 1세트이며 총 3세트를 해준다.

치유단계

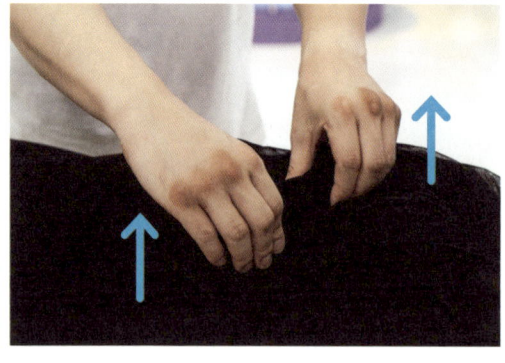

복부 주름이 있는 부위를 양손으로 가볍게 집어 위로 올리는 동작을 1~2분 정도 반복한다.

완화단계

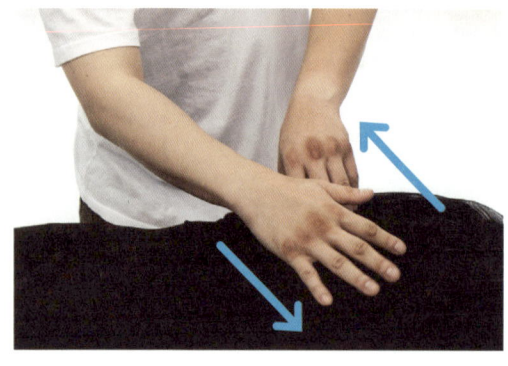

1. 숨을 들이쉴 때 빠르지만 가볍게 비비듯 마사지한다.

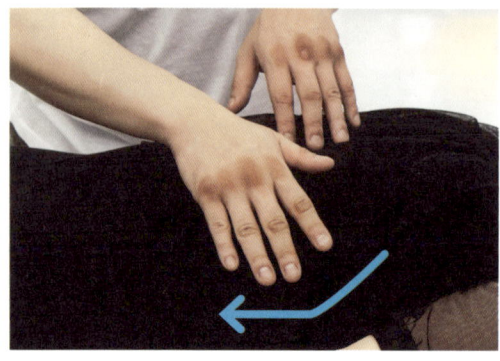

2. 숨을 내쉴 때는 천천히 쓸어내리듯 문질러준다.

방청단 김정순 주부의 배꼽호흡 마사지 전후 통증 비교

마사지 전

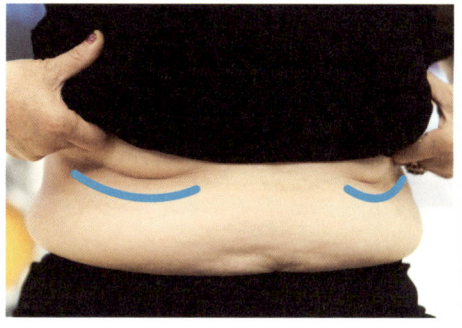
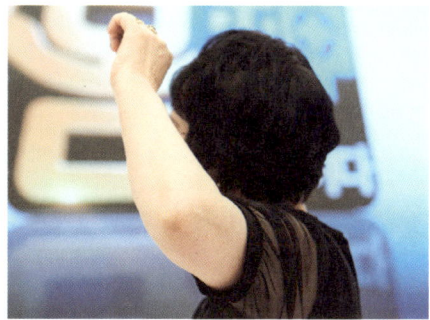

비장 부위 주름이 있는 것으로 보아 어깨 통증이 있을 것으로 판단했는데, 평소에 팔을 잘 올리지 못할 정도로 불편함과 통증을 호소했다.

마사지 후

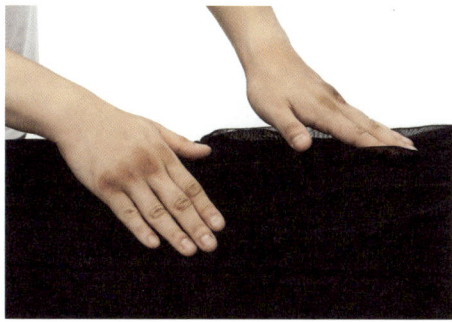
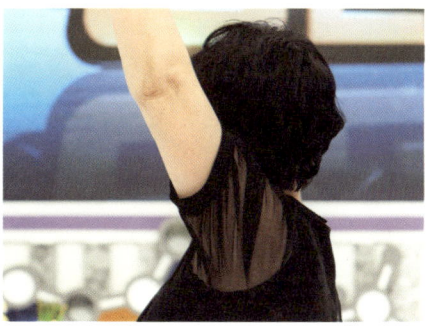

30분 배꼽호흡 마사지를 한 후 통증으로 인해 반 밖에 올라가지 않던 팔이 끝까지 부드럽게 올릴 수 있을 정도로 통증이 완화된 모습을 확인했다.

몸신건강법10

수면장애의 주요인 코골이 잡는 테이핑 요법

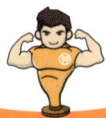

수면의 질을 떨어뜨리는
코골이

사람은 살아가면서 3분의 1을 잠으로 보낸다. 따라서 먹는 것만큼 중요한 것이 잠이다. 잠만 잘 자도 만 가지 병을 예방할 수 있다고 한다. 숙면을 하면 뇌가 충분히 쉬면서 기억력과 집중력, 사고력이 향상될 뿐 아니라 몸에 유입된 각종 유해물질과 바이러스도 제거돼 질병에 걸릴 위험이 낮아지고 면역력은 증강되기 때문이다.

따라서 수면장애는 단순히 괴로운 습관이 아니라 질환을 부르는 심각한 증

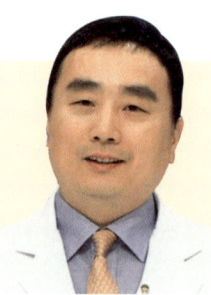

몸신 주치의 신홍범 정신건강의학과 전문의/서울대학병원 겸임교수
다양한 수면장애를 연구해온 수면의학 전문의로
코골이를 해결하는 간단하고 효과적인 대처법을 일러준다.
국제수면 전문의로 대한수면의학회 보험이사로도 활동하고 있다.

상이라고 할 수 있다. 2015년 한국갤럽 조사에 따르면 한국인의 수면시간은 OECD 18개국 중 꼴찌인 것으로 나타났다. 수면장애를 유발하는 가장 심각한 요인이 코골이로, 성인 4명 가운데 1명이 코골이 문제를 안고 있다고 한다. 잠자는 동안 코를 골면 수면의 질이 떨어져 뇌와 다른 장기가 충분히 회복되지 못하고 저산소증으로 인해 뇌졸중, 고혈압, 심장병, 심장마비까지 초래할 위험이 높다. 특히 아이들이 코를 고느라 입을 벌리고 자는 경우 뇌 성장 발달에도 악영향을 미칠 수 있다.

코골이 원인은 코가 아닌 입으로 숨 쉬는 습관

그렇다면 왜 코를 골까? 신경정신과 전문의 신홍범 박사의 조언을 통해 코골이의 원인과 문제점을 알아본다.

잠자는 동안 코를 고는 이유는 코가 아닌 입으로 숨을 쉬기 때문이다. 잠잘 때 코, 기도, 혀, 폐의 기능이 정상으로 유지되면 우리 몸은 자연스럽게 코 호흡을 하게 된다. 이렇게 코로 호흡하면 찬 공기가 콧속을 통과하면서 데워져 몸의 온도와 습도가 조절되고 콧속 섬모가 공기 중의 먼지와 세균을 걸러 깨끗한 산소를 폐로 공급한다.

그런데 코가 막히거나 혀 또는 편도로 인해 기도가 좁아지면 입으로 숨을 쉬게 되면서 코골이가 시작된다. 입으로 호흡하면 찬 공기가 그대로 유입돼 몸의 습도와 온도 조절에 문제가 생기고 공기 중의 먼지와 세균도 거르지 못해 오염된 산소가 폐로 공급된다. 또 찬 공기로 인해 목구멍으로 이어지는 점막이 말라 신축성을 잃으면서 비강, 인후 등 숨 쉬는 통로가 좁아지기도 한다.

이렇게 좁아진 기도로 많은 양의 공기가 서로 들어가려 하다 보니 목젖과 기도 사이에 떨림이 생기면서 드르렁거리는 소리를 내는 것이다.

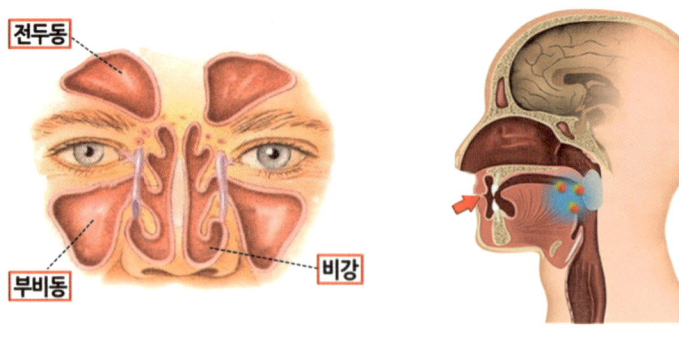

코로 호흡하는 모습　　　　입으로 호흡하는 모습

코골이 자가진단법

코를 고는 사람들에게는 특징이 있다. 선천적으로 혀가 두껍거나 편도가 큰 유형이 대표적이다. 혀가 두껍거나 편도가 크면 기도가 좁아져 코를 골기 쉬우므로 혀 두께와 편도 크기를 확인함으로써 코골이 원인을 알아볼 수 있다.

기도 확인법

혀 두께를 확인해 혀가 기도를 얼마나 막는지 알아보는 방법으로 1단계에서 4단계로 갈수록 혀가 기도를 많이 막아 코 호흡을 방해하기 때문에 코를 골 확률이 높다.

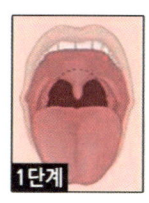 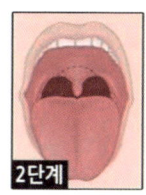 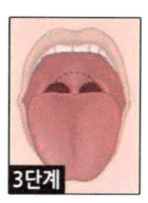 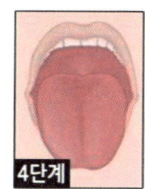

1단계 : 혀의 뒷부분 목젖이 완전히 보이는 상태

2단계 : 혀의 뒷부분 목젖이 조금만 보이는 상태

3단계 : 혀의 뒷부분 목젖이 거의 보이지 않는 상태

4단계 : 혀의 뒷부분 목젖이 완전히 보이지 않는 상태

편도 확인법

편도가 기도를 얼마나 막고 있는지 확인하는 방법으로 0단계에서 4단계로 갈수록 기도를 많이 막아 코로 호흡하는 것을 방해하므로 코를 골 확률이 높다.

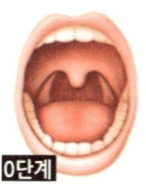 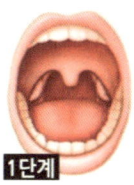 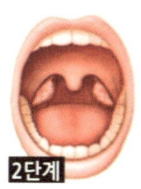 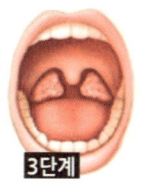 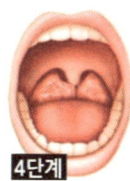

0단계 : 편도가 거의 보이지 않는 상태

1단계 : 좌우 편도가 조금만 보이는 상태

2단계 : 좌우 편도가 약간 두꺼워져 있는 상태

3단계 : 편도가 기도를 상당히 막고 있는 상태

4단계 : 편도가 기도를 거의 막고 있는 상태

간단하고 효과적인
코골이 해결법

수면 무호흡증이 동반되는 심각한 코골이는 대부분 수술로만 치료가 가능하지만 수술이 부담스럽거나 비교적 가벼운 코골이의 경우 간단한 방법으로도 증상을 완화하거나 해결할 수 있다. 코를 세척해 막힌 코를 뚫어주거나 테이핑 요법으로 입 대신 코로 숨 쉬게 하는 방법이 대표적이고, 보다 장기적으로는 혀뿌리를 강화하는 방법도 있다.

ACTION 1 막힌 코를 뚫어주는 코 세척법

코골이를 줄이려면 코 호흡을 방해하는 막힌 코를 뚫어주는 것이 우선이다. 코 세척법은 취침 전과 외출에서 돌아온 후 양치하듯 코를 씻어내면 된다. 황사나 꽃가루가 심한 계절에 해주면 특히 좋다.

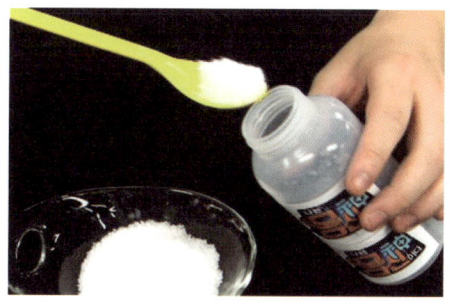

1. 코 세척용기에 소금 1티스푼(0.9g)과 물 100cc를 넣어 혼합한다.
1회에 보통 200~250cc의 용액을 사용하므로 물의 양에 맞춰 소금의 양을 조절한다. 어린아이의 경우 차가운 물보다 체온에 가까운 미온수를 사용하는 것이 좋다.

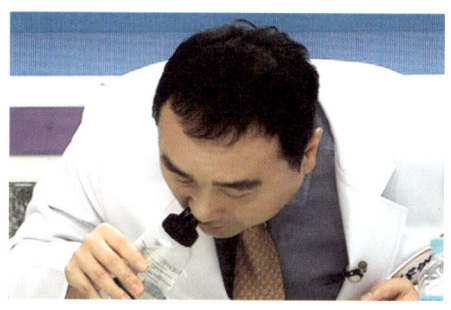

2. 머리를 숙이고 입을 벌린 다음 한쪽 콧구멍에 용기 주입구를 대고 용기를 눌러 콧속으로 세척액을 넣어 반대편 코로 흘러나오도록 한다.
세척액이 코가 아닌 입으로 흘러나올 수도 있는데 비강 뒤쪽까지 세척되는 정상적인 현상이다. 초보자의 경우 입을 벌려 '아~' 소리를 내면서 세척액을 주입하면 훨씬 쉽다.

TIP 1. 코 세척 시에는 반드시 체액 농도에 맞춘 생리식염수 또는 0.9% 소금물을 사용한다. 보통 물을 사용하면 삼투압 현상에 의해 코 점막이 상한다.
2. 세척용액은 재사용하지 않는다. 또 한꺼번에 만들어두는 것보다 할 때마다 새로 만들어 쓰는 것이 안전하다.
3. 세척 자세가 바르지 못하면 세척액이 귀 안쪽으로 흘러 중이염이 생길 수 있으니 주의한다.

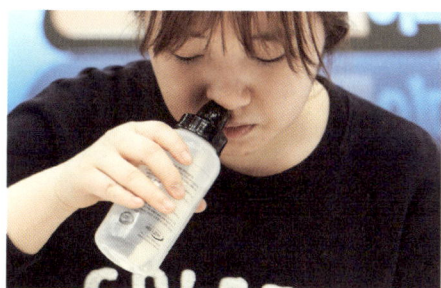
올바른 코 세척 자세

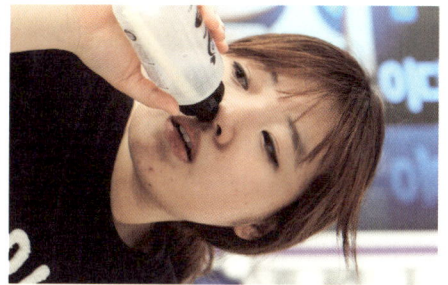
잘못된 코 세척 자세

ACTION 2 정상적인 코 호흡을 유도하는 테이핑 요법

남녀노소 누구나 따라할 수 있는 코골이를 완화하는 테이핑 요법도 효과적이다. 한의학 전문의 김호선 박사의 코골이 테이핑 요법을 소개한다.

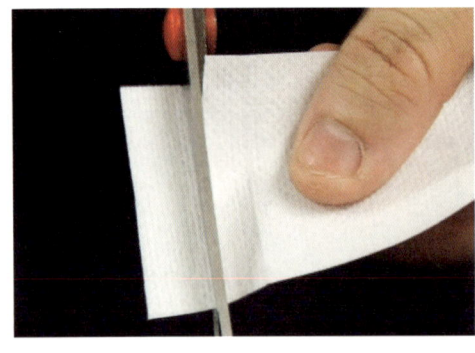

1. 종이테이프를 손가락 두 마디 크기로 자른다.

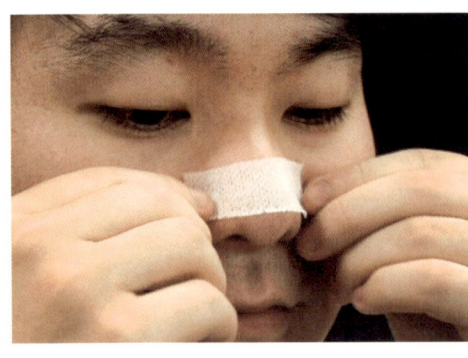

2. 종이테이프를 콧잔등에 가로로 붙인다.

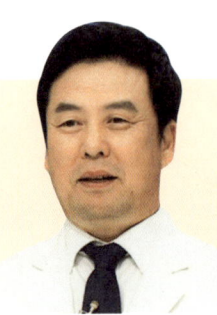

몸신 주치의 김호선 한의사

한방 전문의 최초로 코골이, 수면무호흡증에 관한 논문을 발표하는 등 비수술 한방 코골이 치료에 앞장서고 있다. 한방수면연구회 회장으로도 활동중이다.

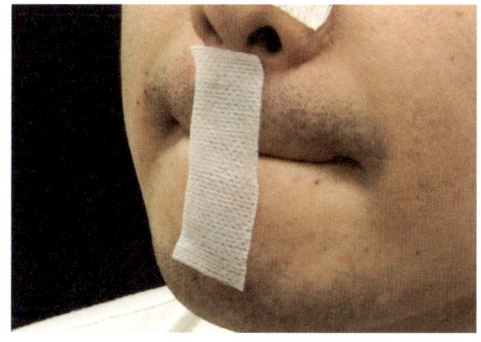

3. 수면 중에 입이 벌어지지 않도록 입술을 살짝 다문 뒤 입술을 가로질러 세로로 테이프를 붙인다.

입에 테이핑을 할 때는 입술을 안쪽으로 말아넣은 상태에서 붙여야 이물감 없이 편안하다.

TIP 1. 코골이, 비염, 코막힘이 심한 사람은 콧방울의 지지가 약한 경우가 대부분이다. 코에 테이프를 붙이면 콧방울을 잡아줘 콧구멍이 좁아지지 않도록 해주므로 코 호흡이 개선된다.

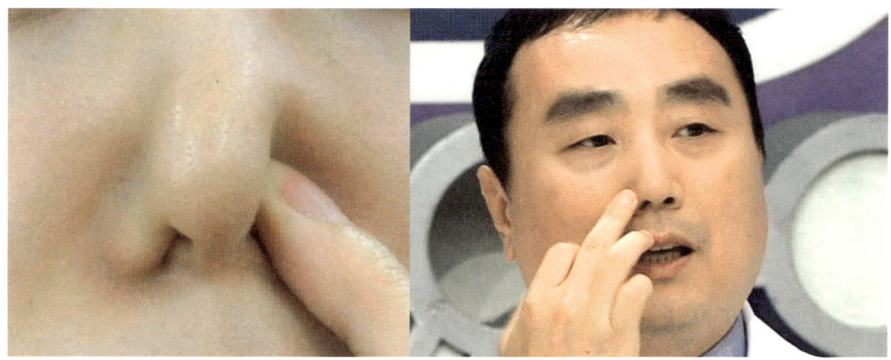

2. 입에 테이핑을 하면 숨 쉬기 곤란할 것으로 생각되지만 입 양쪽으로 호흡이 가능하다.
3. 다음 경우에는 코골이 테이핑을 하면 안 된다.
 - 중증 수면 무호흡으로 산소포화도가 80% 이하인 경우
 - 비만도 35% 이상인 고도비만의 경우
 - 신체가 약해 자가 호흡이 힘든 경우
 - 만 2세 이하 어린아이

수면장애의 주요인 코골이 잡는 테이핑 요법

▶ 탤런트 이정용의 코골이 테이핑 전후 코골이 횟수 및 소음

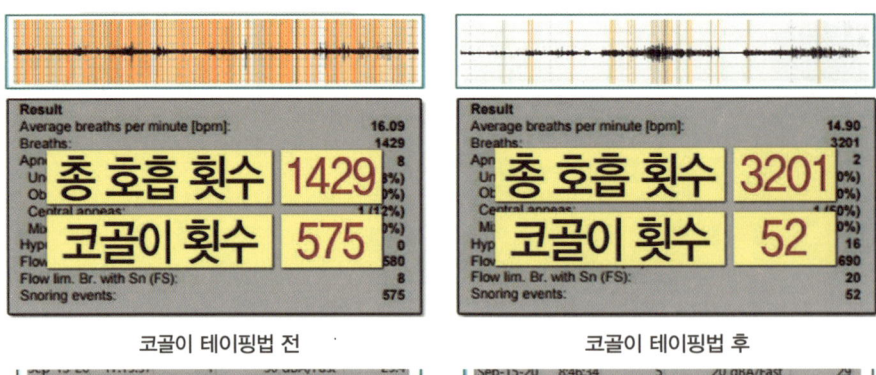

코골이 테이핑법 전   코골이 테이핑법 후

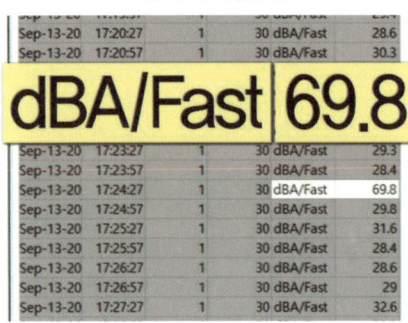

코골이 테이핑 전 소음   코골이 테이핑 후 소음

코골이가 심해 극심한 수면장애를 겪던 이정용의 경우 테이핑 요법 이후 수면시간이 연장되고 수면의 질도 확연히 좋아진 것으로 나타났다. 코골이 횟수는 2시간 동안 575회에서 5시간 동안 52회로 줄고 코골이 소음도 낮아졌다. 입으로 숨 쉬느라 자고 일어나면 늘 갈증이 심했는데 테이핑 이후 목도 촉촉한 상태가 유지됐다.

몸신 주치의의 PLUS TIP - 김호선 한의사
코골이 완화에 도움 되는 혀뿌리 운동

코골이를 개선하기 위해서는 근본적으로 기도가 넓고 혀뿌리가 튼튼해야 한다. 기도가 좁고 혀뿌리가 약하면 잠을 잘 때 혀가 기도 쪽으로 쉽게 밀려들어가 기도를 막기 때문에 코골이와 수면 무호흡을 유발한다. 혀뿌리 운동은 혀를 튼튼하게 만들어 코골이 완화에 도움이 된다.

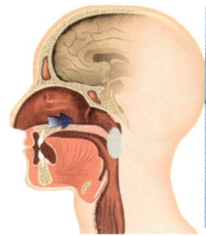 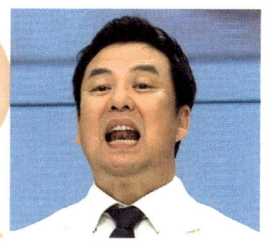

1. 혀끝을 입천장 앞쪽에 댄 후 입천장 뒤쪽을 향해 20회 쓸어내린다.

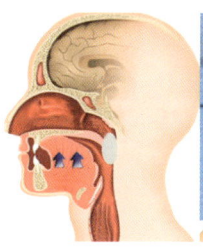 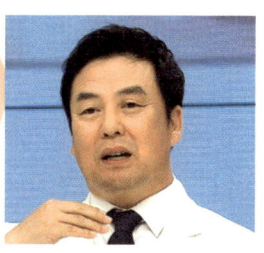

2. 혓바닥 전체를 입천장에 대고 20회 세게 누른다.

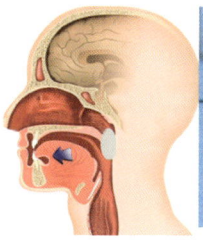 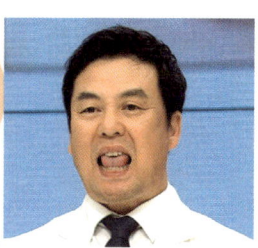

3. 혀끝을 아랫니 앞쪽에 댄 후 혀의 뒷부분에 20회 힘을 준다.

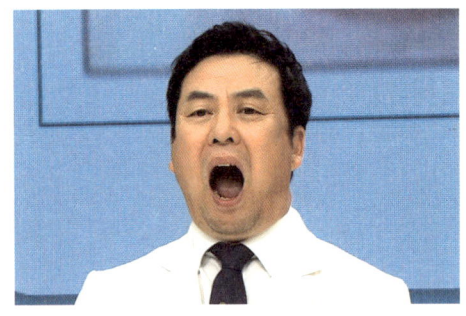

4. 입을 크게 벌리고 약 10초간 '아~' 소리를 낸다.

몸신 주치의의 PLUS TIP - 신홍범 신경정신과 전문의
코골이 완화에 도움 되는 베개 만드는 법

코골이 완화를 위해 베개 선택도 중요하다. 베개가 높으면 목이 꺾이게 되는데, 그러면 코골이가 더 심해진다. 똑바로 누워 자면 중력에 의해 혀가 뒤로 밀려 목구멍이 더 좁아질 수 있기 때문에 베개를 벴을 때 목이 꺾이지 않도록 하는 게 가장 중요하다.

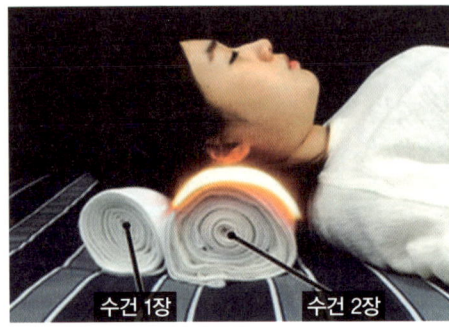

준비물 수건 3장

만들기
1. 수건 2장을 돌돌 말아 목을 받쳐준다.
2. 수건 1장을 돌돌 말아 머리를 받쳐준다.